レビー小体型認知症
診療ハンドブック

監修 山田 正仁
編集 小野 賢二郎

Dementia with Lewy bodies

フジメディカル出版

監修の言葉

　レビー小体型認知症（DLB）の疾患概念の確立や診療の進歩にはわが国の研究者の貢献が大きい。小阪憲司先生は神経病理学的研究に基づき「びまん性レビー小体病」や「レビー小体病」の概念を提唱し，1995年の第1回国際ワークショップではDLBという名称が新たに提案された。以来，世界の研究者はDLB国際コンソーシアムを組織し，DLBの診断・治療のコンセンサスレポート（診療ガイドライン）を出版してきた（Neurology誌掲載）。監修者はコンソーシアムのメンバーとして2005年および2017年の改訂に参加してきたが，わが国からの研究成果はDLB診断基準や治療法の発展に大きく貢献している。

　このたびの本書の発刊はタイムリーである。近年の急速な社会の超高齢化に伴いDLBを含む認知症の人は急増しており，適切なDLB診療のニーズが高まっている。本書では2019年6月に米国ラスベガスで開かれたDLBの国際カンファレンスの内容まで触れられている。また，コンパクトに要点がまとめられており，多忙な臨床家にも使いやすい。

　一方，現在のDLB診療には大きな課題があり，それを認識していることは重要である。DLBの症状や進行が多様であるために早期（prodromal期）の診断が必ずしも容易ではないこと，レビー小体の存在を直接示すバイオマーカーが確立していないこと，根本的な治療効果が期待できる疾患修飾療法がないことなどである。DLB研究・診療の一層の発展を期待して，本書の監修の言葉としたい。

　2019年10月

金沢大学大学院医薬保健学総合研究科
脳老化・神経病態学（脳神経内科学）
山田　正仁

序

わが国では，高齢者人口の急速な増加に伴って認知症患者が増え，大きな社会問題となっている。認知症高齢者の数は現在，全国に約462万人と推計されており，2025年には700万人を超えると推計され，これは，65歳以上の高齢者のうち5人に1人が認知症に罹患する計算となる（厚生労働省，2015年1月）。

レビー小体型認知症（dementia with Lewy bodies: DLB）は，1976年に小阪憲司先生らによって発見されたびまん性レビー小体病をルーツとし，現在ではアルツハイマー型認知症や脳血管性認知症と並び三大認知症と呼ばれている。

DLBの臨床的特徴には，進行する認知機能障害に加え，認知機能の動揺，パーキンソニズム，繰り返す具体的な幻視などが挙げられる。診断においては，シナプス前ドパミントランスポーターのSPECTイメージングやMIBG心筋シンチグラフィといった核医学検査の有用性が注目され，2017年に改訂されたDLBの臨床診断基準では，MIBG心筋シンチグラフィが「支持的特徴」から「指標的バイオマーカー」に格上げされた。また，レム期睡眠行動異常症の存在を判断するために「睡眠ポリグラフィ検査」が新たに加わり，診断におけるバイオマーカーの重要性が増している。治療薬は長らくなかったが，2014年にドネペジルが認知機能障害に対して，2018年にはゾニサミドがパーキンソニズムに対して認可された。

このようなDLB診療の現状を踏まえ，日常診療に役立つDLBの診断，症状から画像検査，薬物療法・非薬物療法，社会資源に至るまでをハンドブックとして一冊にまとめたいと考えた。幸い，わが恩師である金沢大学の山田正仁教授の監修の下，この分野の第一人者の先生方にわかりやすく，かつ，コンパクトに解説していただけた。この一冊が，読者の皆様の明日からの日常診療に少しでもお役に立てれば，編者として幸いである。

2019年10月

昭和大学医学部内科学講座脳神経内科学部門

小野 賢二郎

執筆者一覧

監修
山田正仁　　金沢大学大学院医薬保健学総合研究科
　　　　　　脳老化・神経病態学（脳神経内科学）教授

編集
小野賢二郎　昭和大学医学部内科学講座 脳神経内科学部門 教授

執筆者 (執筆順)
鐘本英輝　　大阪大学大学院医学系研究科 精神医学
池田　学　　大阪大学大学院医学系研究科 精神医学 教授
小松潤史　　金沢大学大学院医薬保健学総合研究科
　　　　　　脳老化・神経病態学（脳神経内科学）
山田正仁　　金沢大学大学院医薬保健学総合研究科
　　　　　　脳老化・神経病態学（脳神経内科学）教授
太田晃一　　一般財団法人多摩緑成会緑成会病院 副院長・脳神経内科
吉田光宏　　国立病院機構 北陸病院 副院長・脳神経内科
水上勝義　　筑波大学大学院人間総合科学研究科 教授
久保田怜美　昭和大学医学部内科学講座 脳神経内科学部門
金野竜太　　昭和大学横浜市北部病院 内科 講師
小野賢二郎　昭和大学医学部内科学講座 脳神経内科学部門 教授
黒田岳志　　昭和大学医学部内科学講座 脳神経内科学部門 講師
稗田宗太郎　昭和大学医学部内科学講座 脳神経内科学部門 准教授
矢野　怜　　昭和大学医学部内科学講座 脳神経内科学部門 講師
森　友紀子　昭和大学医学部内科学講座 脳神経内科学部門
二村明徳　　昭和大学医学部内科学講座 脳神経内科学部門
村上秀友　　東京慈恵会医科大学 神経内科 教授
兼元みずき　昭和大学医学部内科学講座 脳神経内科学部門
馬場　徹　　国立病院機構 仙台西多賀病院 脳神経内科
武田　篤　　国立病院機構 仙台西多賀病院 院長・脳神経内科
杉本あずさ　昭和大学医学部内科学講座 脳神経内科学部門 講師
古和久朋　　神戸大学大学院保健学研究科 リハビリテーション科学領域 教授
織茂智之　　公立学校共済組合 関東中央病院 神経内科 統括部長
橋本　衛　　大阪大学大学院連合小児発達学研究科
　　　　　　行動神経学・神経精神医学寄附講座 准教授
井藤佳恵　　都立松沢病院 精神科 医長
木村亜希子　都立松沢病院 社会復帰支援室

目次

監修の言葉　3
序　　　　　4
執筆者一覧　5
略語一覧　　8

---

1. レビー小体型認知症とは ……………………… 鐘本 英輝, 池田 学　10

2. レビー小体型認知症の診断基準（2017）
　　　　　　　　　　　　　………………………… 小松 潤史, 山田 正仁　16

3. 認知症を伴うパーキンソン病（PDD）の診断基準 …… 太田 晃一　23

4. レビー小体型認知症の早期診断と検査法（MIBG, DAT）
　　　　　　　　　　　　　………………………………………… 吉田 光宏　29

5. レビー小体型認知症の鑑別診断（間違いやすい疾患）
　　　　　　　　　　　　　………………………………………… 水上 勝義　35

6. 症状からみたレビー小体型認知症

　　1) 認知機能障害 ……………… 久保田 怜美, 金野 竜太, 小野 賢二郎　41

　　2) 自律神経症状 ………………………… 黒田 岳志, 小野 賢二郎　44

　　3) 精神症状 ……………………………… 稗田 宗太郎, 小野 賢二郎　47

　　4) 幻視 ………………………………………… 矢野 怜, 小野 賢二郎　50

　　5) 幻視以外の幻覚 ……………………… 森 友紀子, 小野 賢二郎　52

　　6) アパシー，不安，うつ症状 ………… 二村 明徳, 小野 賢二郎　54

　　7) パーキンソニズム ……………………………………… 村上 秀友　56

8) 睡眠障害……………………… 兼元 みずき, 小野 賢二郎　58

9) 嗅覚障害……………………………… 馬場 徹, 武田 篤　60

10) 抗精神病薬に対する過敏性……… 杉本 あずさ, 小野 賢二郎　62

6章の文献 …………………………………………………………… 64

7. レビー小体型認知症の治療

1) レビー小体型認知症の治療方針
（認知症疾患診療ガイドライン2017より）………… 古和 久朋　65

2) レビー小体型認知症の薬物療法………………… 織茂 智之　72

3) レビー小体型認知症の非薬物療法 ……………… 橋本 衛　78

8. レビー小体型認知症に関わる医療・介護制度
………………………………井藤 佳恵, 木村 亜希子　86

索引……………………………………………………………………… 96

略語一覧

AD (Alzheimer's disease)：アルツハイマー病，アルツハイマー型認知症*

ADL (activities of daily living)：日常生活動作

BPSD (behavioral and psychological symptoms of dementia)：
認知症の行動・心理症状

CDR (Clinical Dementia Rating)

ChEI (cholinesterase inhibitor)：コリンエステラーゼ阻害薬

CIS (cingulate-island sign)：帯状回島徴候

DAT (dopamine transporter)

DLB (dementia with Lewy bodies)：レビー小体型認知症

MCI (mild cognitive impairment)：軽度認知障害

MIBG (metaiodobenzylguanidine)

MMSE (Mini-Mental State Examination)

MoCA (Montreal Cognitive Assessment)

NPI (Neuropsychiatric Inventory)

PD (Parkinson's disease)：パーキンソン病

PDD (Parkinson's disease with dementia)：認知症を伴うパーキンソン病

PET (position emission tomography)

PSG (polysomnography)：睡眠ポリグラフ検査

RBD (rapid eye movement sleep behavior disorder)：
レム期睡眠行動異常症

RWA (rapid eye movement sleep without atonia)：
筋緊張低下を伴わないレム睡眠

SNRI (serotonin-noradrenalin reuptake inhibitor)：
セロトニン・ノルアドレナリン再取り込み阻害薬

SPECT (single photon emission computed tomography)

SSRI (selective serotonin reuptake inhibitor)：
選択的セロトニン再取り込み阻害薬

*：本書では特に断りのない場合，"AD" に対応する訳語として "アルツハイマー型認知症"
を充てている。

<お断り>
・紙面の都合で断りなく略語一覧（p.8）に記載の略語を用いている場合
があります。
・第6章「症状からみたレビー小体型認知症」に限り，引用文献を通し番号
で章末にまとめています（p.64）。

<謹告>
・本書に記載されている内容は，最新のエビデンスや文献情報に基づき，
著者・監修者・編者・出版社がそれぞれ慎重な検討・推敲・校正を行い
作成されたものです。しかし，治療法や薬剤の適応・用法用量・有害事
象情報などは，本書発刊後に変更・追加更新されることもあり，本書の
著述内容は読者の個別の医療場面において最善のものであることを保証
するものではありません。
・また，本書に記載の医薬品や医療機器等の使用に際しては，必ず最新の
添付文書や取扱説明書に照らしていただくことを要望します。

1. レビー小体型認知症とは

1. レビー小体型認知症の多様性

レビー小体型認知症（dementia with Lewy bodies: DLB）は，認知症の原因となる神経変性疾患としてはアルツハイマー病（Alzheimer's disease: AD）に次いで2番目に多く，認知症全体の約20%を占めているといわれている[1-4]。認知症としての有病率の高さや，DLB患者の多くでAD病理を合併し，両者の特徴を兼ね備えた症例も多く存在することから，認知症における一番の鑑別疾患はADになる。

DLBは典型的には，進行性の認知症として初期にはADほどの著明な記憶障害は認めず，注意，遂行機能，視空間認知の領域での障害が目立つことが多く，中核的特徴として認知機能の変動，繰り返す幻視，レム期睡眠行動異常症（RBD），特発性パーキンソニズムを呈するのが特徴となる。このような症状が揃った典型症例であればADとの鑑別は容易ではあるが，DLBの中核的特徴が初期には出現せず，かといって典型的なADとしては記憶障害が著明ではない，その他の認知症疾患の特徴も持たない症例において，経過を追っていくとDLBの中核的特徴が出現し，ようやく診断に至るケースなど，早期診断に難渋することは多い。また，認知症とパーキンソニズムが合併している場合には，DLBのほかに，パーキンソン病（Parkinson's disease: PD）とADの合併，大脳皮質基底核変性症や進行性核上性麻痺，多系統萎縮症（multiple system atrophy: MSA）などのパーキンソン関連疾患に伴う認知症との鑑別に難渋することもある。

DLBの早期診断を困難にする要因は，前駆状態の多様性にもある。ADでは，その多くが軽度認知障害（mild cognitive impairment: MCI）段階を経てから認知症に至る。つまり，ADでは当初から近時記憶障害を中心とした認知機能障害が主な症状となる。一

方DLBでは，便秘，RBD，嗅覚障害，抑うつなどの症状が記憶障害よりも先行して出現することが多く[5]，最終的にDLBと臨床診断された患者の約半数が大うつ病，妄想性障害などの精神疾患と初期診断されたという報告もある[6]。また，ADと同様にMCI段階を経る場合も，初期から妄想，幻覚，睡眠障害，抑うつ，不安，無為・無関心などの精神症状が強いこと[7]，以前考えられていた以上に幻聴などの幻視以外の幻覚が高頻度であること[8]も報告されている。このため，DLBでは認知機能障害ではなく，精神症状が受診の契機となることも多く，うつ病や妄想性障害などの精神疾患と診断される症例では，DLBの前駆状態との鑑別が重要になる。

このような前駆状態（prodromal DLB）を理解するため，MCIから認知症を発症するDLB-MCI onset，認知症発症前にせん妄や意識の動揺を認めるDLB-delirium onset，認知症発症前に精神疾患と初期診断されるDLB-psychiatric onsetに，DLBを分類することも提唱されている[9]。

また，パーキンソニズムや認知機能障害を認めない特発性RBD患者を縦断的に観察すると，DLBやPD，MSAなどのαシヌクレイノパチーの発症率が高いことが知られている[10]。

このように，DLBは多様な臨床像・経過をとることを理解しておくことが一般診療において重要になる。その上で，DLBの中核的特徴が揃わないもののDLBを疑う場合は，抗精神病薬に対する過敏性，繰り返す転倒，失神，自律神経障害，幻視以外の幻覚，妄想，抑うつ，嗅覚障害などの支持的特徴を把握することが参考にはなるものの，これらの症状は特異度が低い。患者や家族の意向も踏まえ，適切にドパミントランスポーターイメージングやMIBG心筋シンチグラフィ，睡眠ポリグラフ検査などの指標的バイオマーカーを利用することも検討する必要がある。

2. レビー小体病におけるレビー小体型認知症

DLBの神経病理学的指標であるレビー小体は，1912年にレビー

1. レビー小体型認知症とは

（Lewy）によってPDの脳で同定された[11]。PDでは，レビー小体が黒質や青斑核などの脳幹諸核に好発し[12,13]，大脳皮質には出現しない，もしくは出現しても稀であるとされていた。また，従来PDでは認知機能は障害されず，PDで認知症を伴う場合は大部分がADの合併であると考えられていた[14,15]。

しかし，1976年以降，小阪らが認知症とパーキンソニズムを主症状とし，脳幹のほかに大脳皮質や扁桃核にもレビー小体を多数認める症例を報告し，レビー小体病（Lewy body disease; LBD）を提唱した[16,17]。以降，欧米でも同様の症例が報告されるようになり，1995年の国際ワークショップにて，びまん性にレビー小体を認め認知症を呈する症例群をDLBと総称し，その臨床・病理診断基準が提唱された[18]。以降，DLBの臨床・病理診断基準は4度の国際ワークショップでの改訂を経て，2017年に現行の診断基準が報告された[19]。

小阪が提唱したLBDは，レビー小体の分布から脳幹型，移行型，びまん型に分類され，脳幹型がPDに，びまん型が現在のDLBにあたるびまん性レビー小体病（diffuse Lewy body disease: DLBD）にそれぞれ相当するとされていた。また，DLBDも，AD病理を合併する通常型と伴わない純粋型に分類すべきとされていた。以降のDLBの診断基準においても，レビー小体の分布とAD病理の相対的な割合を考慮し，DLBの典型的な臨床像と病理がどの程度関与するかという考え方が示されている。

一方で，原則として認知症は伴わないとされてきたPDでも，経過中にしばしば認知症を伴い，PDの約30～40%で認知症を認めるというメタ解析も報告されている[20,21]。このように認知症を呈したPDは，認知症を伴うパーキンソン病（Parkinson's disease with dementia: PDD）もしくはパーキンソン病認知症（Parkinson's disease dementia: PDD）と呼ばれている。DLBの診断基準では，臨床的には認知症の発症がパーキンソニズムの発現に先行する，もしくは遅れても1年未満に収まる場合をDLBと，パーキンソニズムが認知症に1年以上先行する場合をPDDとする1-year rule（1年ルール）を採用している[19]。

しかし，DLBとPDDでは臨床的には経過やレボドパ反応性の相違はあるものの，認知機能障害や精神症状，自律神経障害など多くの点で共通しており，病理学的にもレビー病理の分布やAD病理の程度の差は報告されているものの，PD，PDD，DLBの間で連続性がみられていることから，LBDというレビー小体を病理学的特徴とする一つの疾患のスペクトラムと捉えられる。

　このようにDLBは，レビー小体という神経病理の分布や進展様式の違いにより，認知機能障害やパーキンソニズムなどの多様な症状や経過を示す，多様性のあるLBDという疾患の一つの表現型と位置付けられている。

■3. レビー小体型認知症診療における注意点

　DLBは上述のように多様な症状を来すため，診断後の治療過程でも多くの注意を要する。

　薬物治療においてまず検討すべきは，認知機能障害や精神症状に対するコリンエステラーゼ阻害薬であるドネペジル塩酸塩の投与である。本邦ではDLBの認知機能障害に対するドネペジル塩酸塩の有効性と安全性は治験で報告されており，基本的には第Ⅲ相試験でプラセボに対し有効性が示された10mgの投与を検討する[22,23]。

　一方で，DLBではADに比べ自律神経障害や，抗精神病薬以外の薬に対しても過敏性を示すことがあり，循環器・呼吸器・消化器系の副作用が強く出る可能性がある。そのため，症例ごとに副作用の出現に注意しながら，コリンエステラーゼ阻害薬の用量を調節する，もしくは中止することも検討しなければならない。

　また，パーキンソニズム，精神症状に対する薬物療法の難しさも挙げられる。パーキンソニズムに対する抗パーキンソン病薬[24]，精神症状に対する向精神薬も治療上重要な選択肢であるが，副作用としてそれぞれ精神症状，パーキンソニズムを，ともに自律神経障害を増悪させる可能性がある。

　薬物治療においては，これらの作用や副作用のバランスを念

頭に置く必要がある。薬物療法を最小限にするために，リハビリテーションをはじめとした非薬物療法や社会資源を活用することが重要になる。

　非薬物療法や社会資源の活用においては，日常生活における「事故の予防」を念頭に置く必要がある。DLBではパーキンソニズムや自律神経障害に加え，視空間認知障害や幻視による視覚体験の変容，薬物療法による副作用から，転倒[25]や誤嚥[26]のリスクが高まっている。本人の症状だけでなく，居宅を中心とした生活環境を踏まえ，リハビリテーションや環境調整を個別に計画・実施する必要がある。また，認知機能障害や精神症状，介護負担の軽減も意識して，介護サービスを導入する必要がある。

　以上のように，DLBは，診断においてはその多様な症状，経過から，ADをはじめとする認知症疾患やパーキンソン関連疾患，精神疾患との鑑別が重要になり，治療においても多岐にわたる症状の全体像に配慮し，バランスをとりながら薬物療法・非薬物療法・社会資源の利用を模索していく必要がある。認知症専門医に限らず，脳神経内科，脳神経外科，精神科，老年内科の各診療科で診療に関わる可能性があり，医療職，介護職をはじめとした多職種連携が診療において重要になる。適切な診断，対応のため，多岐にわたる職種の方に，DLBの基本的な知識をご理解いただきたい。

（鐘本 英輝，池田 学）

文献

1) Perry RH et al: J Neurol Sci 95: 119, 1990
2) Drach LM et al: Int J Geriatr Psychiatry 12: 301, 1997
3) Akatsu H et al: J Neurol Sci 196: 63, 2002
4) Wakisaka Y et al: Acta Neuropathol 106: 374, 2003
5) Fujishiro H et al: Psychogeriatrics 13: 128, 2013
6) 高橋晶ほか: 老年精神医学雑誌22(増刊-1): 60, 2011
7) Kazui H et al: Psychiatry Res 251: 312, 2017
8) Tsunoda N et al: J Clin Psychiatry 79: pii: 17m11623, 2018
9) McKeith I et al: J Geriatr Psychiatry Neurol 29: 249, 2016
10) Postuma RB et al: Ann Neurol 77: 830, 2015
11) Lewy FH: Handbuch der Neurologie, Lewandowsky M, 3rd edition, Berlin, Springer, 1912, p920
12) Greenfield JG, Bosanquet FD: J Neurol Neurosurg Psychiatry 16: 213, 1953
13) Bethlem J et al: J Neurol Neurosurg Psychiatry 23: 74, 1960
14) Hakim AM, Mathieson G: Neurology 29: 1209, 1979
15) Boller F et al: Ann Neurol 7: 329, 1980
16) 小阪憲司ほか: 精神経誌82: 292, 1980
17) Kosaka K et al: Clin Neuropathol 3: 185, 1984
18) McKeith IG et al: Neurology 47: 1113, 1996
19) McKeith IG et al: Neurology 89: 88, 2017
20) Cummings JL: J Geriatr Psychiatry Neurol 1: 24, 1988
21) Aarsland D et al: Mov Disord 20: 1255, 2005
22) Mori E et al: Alzheimers Res Ther 7: 5, 2015
23) Ikeda M et al: Alzheimers Res Ther 7: 4, 2015
24) Murata M et al: Neurology 90: e664, 2018
25) Imamura T et al: Eur J Neurol 7: 77, 2000
26) Shinagawa S et al: Int Psychogeriatr 21: 520, 2009

2. レビー小体型認知症の
診断基準（2017）

▌1▐ 2017年診断基準改訂までの経緯

　1995年英国ニューカッスルで開催された第1回レビー小体型認知症（dementia with Lewy bodies: DLB）国際ワークショップにおいて，DLBという名称と臨床診断基準が提唱された[1]。臨床診断基準（1996年）では，認知症に加え変動する認知障害，繰り返す具体的な幻視，誘因のないパーキンソニズムの3つの中核的特徴のうち2つを満たす症例をprobable DLB（ほぼ確実）とし，いずれか一つを満たす症例をpossible DLB（疑い）とした。メタ解析ではprobable DLBの特異度と診断精度はearly stage, late stageにおいて90％前後，80％弱と高値だった。しかし，診断感度は19％，49％と低値だった[2]。

　2003年英国ニューカッスルで開催された第3回DLB国際ワークショップにて臨床および病理診断基準の改訂が議論され，2005年にNeurology誌に掲載された[3]。2005年の診断基準では新たに示唆的特徴が加わり，レム期睡眠行動異常症（rapid eye movement sleep behavior disorder: RBD），顕著な抗精神病薬に対する過敏性，SPECT（single photon emission computed tomography）/ PET（positron emission tomography）イメージングによって示される大脳基底核におけるドパミントランスポーターの取り込み低下の3項目が，示唆的特徴として設定された。中核的特徴の2つが該当すればprobable DLBと診断し，中核的特徴が1つしか該当しない場合でも示唆的特徴が1つ以上あればprobable DLBと診断する。中核的特徴を認めない場合でも示唆的特徴が1つ以上あればpossible DLBと診断する。

　しかし，2005年の診断基準の妥当性を検討した臨床病理学的研究では，3つの中核的特徴にRBDを加えた4症状のうち2つ以上を満たした場合の正診率は感度88％，特異度73％であり[4]，特

16

異度向上の必要性が指摘された。2015年12月に米国フォートロー
ダーデールで開催された国際DLBカンファレンスにて診断基準
改訂が議論され、改訂された臨床診断基準が2017年Neurology
誌に掲載された[5]（**表1**）。

2 レビー小体型認知症診断基準2017年改訂版（表1）

　大きな特徴として、臨床的特徴とバイオマーカーが明確に分
離されたこと、RBDとMIBG心筋シンチグラフィの診断におけ
る重要性が増したことが挙げられる。進行性の認知機能低下によっ
て認知症の定義を満たすことが診断の必須事項とされ、それ以
外の特徴が臨床的特徴とバイオマーカーに大別された。

　臨床的特徴は中核的特徴と支持的特徴に分かれる。中核的特
徴として、従来の3項目（認知機能の変動、具体的な幻視、特発
性パーキンソニズム）に新たにRBDが加わった。支持的特徴に
は姿勢の不安定性、過眠、嗅覚鈍麻、アパシー、不安が加えら
れた。

　バイオマーカーは指標的バイオマーカーと支持的バイオマーカー
に分類される。指標的バイオマーカーはSPECT/PETで示され
る大脳基底核におけるドパミントランスポーターの取り込み低下、
^{123}I-MIBG（[123](meta)-iodobenzylguanidine）心筋シンチグラフィ
の取り込み低下、睡眠ポリグラフ検査（polysomnography: PSG）
による筋緊張の消失を伴わないレム睡眠（rapid eye movement
sleep without atonia: RWA）の確認の3項目である。MIBG心筋
シンチグラフィでの取り込み低下は2005年診断基準では支持的
特徴に分類されていたが、今回の改訂で指標的バイオマーカー
へ格上げされた。支持的バイオマーカーとしてCTやMRIで比較
的保持された内側側頭葉、SPECT/PETで後頭葉に目立つ取り
込み低下〔FDG-PETでは帯状回島徴候（cingulate-island sign）
を伴う場合がある〕、脳波での後頭葉における周期的な変動を伴
う著明な徐波化が取り上げられた。帯状回島徴候は、DLBでは
糖代謝画像において後部帯状回が保持されるため、残存する糖
代謝が島状に見える所見である。

2. レビー小体型認知症の診断基準 (2017)

表1 レビー小体型認知症の臨床診断基準 (2017年改訂版)

中心的特徴 (必須症状)
正常な社会および職業活動, 日常活動に支障を来す進行性の認知機能低下として定義される認知症。病初期では顕著で持続的な記憶障害は必ずしも認められないが, 通常は進行とともに明らかになる。注意や遂行機能, 視知覚機能の検査における障害は特に目立ち, 病早期から出現することがある。

中核的特徴 (上の3つは早期から出現し, 全経過を通して持続する)
・注意や覚醒度の著明な変動を伴う動揺性の認知機能
・典型的には具体的で詳細な内容の, 繰り返し出現する幻視
・認知機能低下に先行しうるレム期睡眠行動異常症
・誘因のない1つ以上のパーキンソニズム (動作緩慢, 安静時振戦, 筋強剛)

支持的特徴
・抗精神病薬に対する過敏性
・姿勢反射障害
・繰り返す転倒
・失神または一過性の意識障害のエピソード
・顕著な自律神経障害 (便秘, 起立性低血圧, 尿失禁)
・過眠
・嗅覚低下
・幻視以外の幻覚
・系統化された妄想
・アパシー, 不安, うつ症状

指標的バイオマーカー
・SPECTまたはPETでの大脳基底核におけるドパミントランスポーター取り込み低下
・MIBG心筋シンチグラフィで取り込み低下
・ポリソムノグラフィで筋活動低下を伴わないレム睡眠

支持的バイオマーカー
・CT/MRIで内側側頭葉が比較的保たれる
・SPECT/PETで後頭葉に目立つ取り込み低下
・FDG-PETでの帯状回島兆候
・脳波での後頭葉における周期的な変動を伴う著明な徐波化

| 表1 | レビー小体型認知症の臨床診断基準 (2017年改訂版) (つづき)

Probable DLBは以下の条件 (のどちらか) を満たす時に診断される
a. DLBの中核的特徴が2項目以上存在する。指標的バイオマーカーの有無は問わない。
b. 中核的特徴が1項目かつ指標的バイオマーカーが1項目以上存在する。
Probable DLBはバイオマーカーのみでは診断できない

Possible DLBは以下の条件 (のどちらか) を満たす時に診断される
a. DLBの中核的特徴が1項目のみ存在し,指標的バイオマーカーが存在しない。
b. 1項目以上の指標的バイオマーカーが存在するが,中核的特徴が存在しない。

・以下の場合はDLBの診断を支持しない
a. 他の身体疾患や脳血管障害などの脳疾患があり,それらの疾患で臨床像が部分的あるいは全体的に説明できる場合。しかし,これらはDLBの診断を除外せず,混合型あるいは複数の病因が寄与していることを示唆する可能性がある。
b. パーキンソニズムが唯一の中核的特徴で,重度の認知症となった時点で初めて医療機関を受診した場合。

DLBは,認知症がパーキンソニズムに先行あるいは同時に出現した場合に診断する。認知症を伴うパーキンソン病 (Parkinson disease dementia: PDD) という用語は,確固たるパーキンソン病の経過中に認知症が出現した場合に使用するべきである。実用的には,臨床的に最も適した用語が使用されるべきであり,レビー小体病のような包括的用語がしばしば有用である。DLBとPDDの区別が必要な研究では,認知症の発症がパーキンソニズム発症後の1年以内の場合をDLBとする従来の1年ルールを用いることが推奨される。

(文献5より引用)

　2つ以上の中核的特徴,あるいは1つの中核的特徴かつ1つ以上の指標的バイオマーカーが該当すればprobable DLBと診断する。1つの中核的特徴のみで指標的バイオマーカーの陽性所見が得られていない状態,あるいは中核的特徴がないが1つ以上の指標的バイオマーカーの陽性所見がある場合,possible DLBと診

断する。MIBG心筋シンチグラフィが指標的バイオマーカーに格上げされたため，中核的特徴のいずれか1つに加えてMIBG心筋シンチグラフィの取り込み低下を示す症例をprobable DLBと診断することが可能となった。また，今回の改訂では中核的特徴としてRBD，指標的バイオマーカーとしてPSGにおけるRWA所見が挙げられており，RBDの病歴が聴取された上でPSGを含むいずれかの指標的バイオマーカー1つを認める症例はprobable DLBと臨床診断される。つまり幻視，認知機能の変動，パーキンソニズムを認めない症例においてもprobable DLBの診断が可能となった。possible DLBにはRBDの病歴のみが確認された症例や中核的特徴が欠如しているが，指標的バイオマーカーで陽性の症例が新たに含まれることになった。

3. レビー小体型認知症診断基準（2017）における注意点

DLBの認知機能障害の特徴は視知覚機能障害や注意・遂行機能障害であり，早期にはアルツハイマー型認知症（AD）のような記銘力障害が目立たないことが多い。MMSE（Mini-Mental State Examination）などの全般的認知機能のスクリーニング検査では，カットオフ値を下回らないことがあることに注意する。

認知症の進行期では，非DLB症例においても従来の中核的特徴に相当する症状が認められる場合があり[6]，中核的症状を評価する際には出現時期について十分に注意する必要がある。幻視，認知機能変動，パーキンソニズムの従来の3つの中核的特徴は，認知機能が比較的保持されている早期に出現すると診断的意義が高い。今回新たに中核的特徴に加えられたRBDは，DLB診断における疾患特異性が高く，多くは認知症発症と同時期あるいは先行して出現するため，病初期のDLB診断において重要な臨床症状である。

4. レビー小体型認知症診断基準（2017）における指標的バイオマーカー

1）大脳基底核ドパミントランスポーターイメージング

N-ω-fluoropropyl-2β-carbodethoxy-3β-(4-iodophenyl)

-nortropane（[123]I-FP-CIT, イオフルパン）は, 線条体ドパミン性ニューロンのシナプスにおけるドパミントランスポーター（DAT）に高い親和性を有する。ドパミントランスポーターシンチグラフィー（DAT SPECT）は, 線条体における[123]I-FP-CITの集積を視覚的, 定量的に評価し, 線条体での黒質ドパミン細胞脱落の有無や左右差を判定する。DLBでは多くの例でDAT SPECTで線条体集積低下を認めるが, ADでは通常DAT SPECTでの集積低下は認めないため, 両者の鑑別にDAT SPECTは有用である。欧州における多施設共同研究ではDLBとADの鑑別において感度78%, 特異度90%であることが示され[7], 有用性が確立されている。

2）MIBG心筋シンチグラフィ

^{123}I-MIBGは, ノルアドレナリンの生理学的アナログで, 交感神経末端から分泌ならびに再取り込みされる。DLBでは心臓の交感神経節後線維の変性を伴うため, ^{123}I-MIBG心筋シンチグラフィで取り込み低下を認める。国内の多施設共同研究では, DLBとADの鑑別における診断精度は感度69%, 特異度89%であった[8]。同研究の3年後フォローアップ研究でも, DLBとADの鑑別における診断精度は感度77%, 特異度94%であり[9]有用性が確認された。

3）PSGにおけるRWA

PSGにてレム睡眠中の筋電図活動の持続, 抗重力筋脱力の間欠的消失, 下顎や四肢の筋電図の過度な相動性筋攣縮活動などのRWA所見を確認することでRBDの確定診断を行う。筋活動低下を伴わないレム睡眠はレビー小体病に特異的であることが報告されている[10]。

5. レビー小体型認知症診断基準の今後の方向性[11]

2019年6月, 米国ラスベガスにて開催された国際レビー小体認知症（Lewy body dementia）カンファレンスにおいて, 前駆期の（prodromal）DLBを診断するための診断基準の策定が議論された。LBDの初発症状（RBD, 認知機能変動, 幻視, 嗅覚障害,

2. レビー小体型認知症の診断基準 (2017)

睡眠障害，抑うつ，自律神経障害など）の進展形式や進展速度には著しい多様性があり，前向き縦断的なデータの集積が必要である。また，カンファレンスでは現診断基準の臨床現場への応用を容易にするための取り組みとして，DIAMOND-Lewy Study（DLS）が紹介された[12]。DLSで作成されたチェック形式の診断基準用シートが利用できる。

(小松 潤史，山田 正仁)

文献

1) McKeith IG et al: Neurology 47: 1113, 1996
2) Rizzo G et al: J Neurol Neurosurg Psychiatry 89: 358, 2018
3) McKeith IG et al: Neurology 65: 1863, 2005
4) Ferman TJ et al: Neurology 77: 875, 2011
5) McKeith IG et al: Neurology 89: 88, 2017
6) Nelson PT et al: J Neurol 257: 359, 2010
7) McKeith I et al: Lancet Neurol 6: 305, 2007
8) Yoshita M et al: PLoS One 10: e0120540, 2015
9) Komatsu J et al: J Neurol Neurosurg Psychiatry 89: 1167, 2018
10) Boeve BF et al: Sleep Med 14: 754, 2013
11) Yamada M et al: J Mov Disord, 2019 (in press)
12) Thomas AJ et al: Int J Geriatr Psychiatry 32: 1280, 2017

3. 認知症を伴うパーキンソン病 (PDD) の診断基準

1. 認知症を伴うパーキンソン病 (PDD)

　パーキンソン病 (PD) ではドパミン神経系に加えて, 病期の進行とともにアセチルコリン系, ノルアドレナリン系, セロトニン系なども障害され, また大脳皮質のレビー小体病理, アルツハイマー病理, 虚血性病変の合併も少なからず認められるようになり, これらがPDにおける認知症発症の多様なバックグラウンドである[1,2]。早期から前頭葉のドパミン神経系異常は実行機能障害を引き起こし, 次第に注意, 視空間機能・構成能力, 記憶などの多彩な認知機能が障害される。

　慶應PDデータベースの横断研究によると, 日本人PD患者(n=304)の47%がPD軽度認知機能障害 (MCI), 35%がPD認知症 (PDD) と推定される[3,4]。英国のコホート研究によると, PD発症から10年後に認知症〔MMSE (Mini Mental State Examination) ≦24点, かつDSM-IV診断基準を満たす〕となった患者は46%であった[5]。今後はPD患者の高齢化に伴い, PDDはますます増加すると考えられる。

　認知機能障害はPD患者の日常生活動作 (ADL) や生活の質 (QOL) を悪化させ, 介護者の負担を増やすため, 重要な治療標的である。また, PD治療薬の使用や新薬開発にあたっては, 認知機能に与える影響を常に考慮する必要がある。

2. MDSによるPDD診断基準

　MDS (International Parkinson and Movement Disorder Society) が2007年に発表した診断基準が普及している。診断基準[6]と診断手順[7]で構成され, レベルI検査 (スクリーニング, **表1**, **2**) とレベルII検査 (包括的評価, **表3**) がある。

　PDDの診断には, ①PDが先行して発症, ②認知症である,

3. 認知症を伴うパーキンソン病（PDD）の診断基準

③PDDで障害されうる認知機能領域が2つ以上障害されている，④認知症の原因となる他の疾患が除外される，ことが求められる。

PD，PDD，レビー小体型認知症（DLB）はともに病理学的にレビー小体の出現を特徴とする同一スペクトラム上の疾患である。PDの運動症状をまず発症し，1年以上経ってから認知症となったものをPDDとし，認知症のみ，または認知症を発症してから

表1　PDD診断基準レベルⅠ検査

	項目	判定基準
1	Queen Square Brain Bank 診断基準を満たすPD（ただし，認知症がない，との除外基準を除く）	あり
2	PDが先行して発症	あり
3	認知機能障害に起因するADL障害	あり（介護者へのインタビュー，または服薬質問紙で評価）
4	全般的認知機能の低下	MMSE＜26点
5	認知機能領域に関わるテスト成績の低下	2つ以上の認知機能領域の低下（表2）
6	除外基準	（1）大うつ病でない（GDS-15が4点以下） （2）せん妄がない （3）認知機能テストに影響する他の原因や疾患
7	判定	項目1〜7すべてを満たせば「ほぼ確実なPDD」
8	付記：行動心理学的症候	以下の1つ以上があれば「ほぼ確実なPDD」を支持する（（1）〜（4）はNPIの評価で各々3点以上）： （1）アパシー （2）抑うつ （3）幻覚 （4）妄想 （5）日中の過度の眠気

（文献7より）

MoCA: Montreal Cognitive Assessment, GDS-15: Geriatric Depression Scale-15, NPI: Neuropsychiatric inventory-10

| 表2 | PDD診断基準レベルI検査で評価すべき認知機能領域と推奨されるテスト |

認知機能領域	テスト	成績低下の判定基準
注意	100から7を順に引き算する（MMSE, MoCA）（註1）	2つ以上の間違い
実行機能	①「か」で始まる単語を1分間でできるだけ多く言う（註2）（MoCA）もしくは②2時10分の時計の描画（註3）（MoCA）	①9単語以下②文字盤の数字が正しく書かれていない，もしくは針が正しい時刻を指していない。
視空間・構成能力	交差する2つの五角形の模写（MMSE）	2つの五角形を交差させて描けていない
記憶	3単語の自由遅延再生（MMSE）	1つ以上の単語が再生できない

訳註1.「月の呼び名をDecemberから逆に言う」との検査も原文（英語）にはあるが，日本語では12月，11月…となってしまい，等価ではないと考えられるので削除した。
訳註2. 原文では「F」で始まる単語
訳註3. MoCA日本語版では「11時10分」
（MMSE），（MoCA）：それに含まれるテスト項目であることを示す。

(文献7より)

1年以内に運動症状が出現したものをDLBとする「1年ルール」が一般的である。
【レベルI検査（表1, 2）】全般的認知機能低下のスクリーニング・カットオフはMMSE 26点未満（ただし年齢80歳未満，教育年数10年以上の患者において）とされ，4つの認知機能領域（注意，実行機能，視空間機能・構成能力，記憶）について具体的なテストが示されている。これらのテストはMMSEとMoCA（Montreal Cognitive Assessment）の両者を施行すれば網羅できる[8]。簡便なアルゴリズムで「ほぼ確実なPDD」にスクリーニングされる。
【レベルII検査（表3）】確定診断ならびに臨床的経過観察，研究，薬物治験に適した詳しい検査である。

3. 認知症を伴うパーキンソン病（PDD）の診断基準

表3 PDD診断基準レベルII検査

群	所見	診断基準 ほぼ確実なPDD	診断基準 PDDの疑い
I. 中核所見	1. Queen Square Brain Bank診断基準を満たすPD	○	○
	2. PD発症後に徐々に進行した，次のように定義される認知症 ●2つ以上の認知機能領域の障害 ●運動症状や自律神経症状によらないADL障害	○	○
	3. 全般的認知機能低下はMattis Dementia Rating Scaleで評価（総得点の正常値136点以上，年齢と教育年数により異なる）	○	○
II. 随伴する臨床所見	1. 認知機能障害 A）注意（時間によって，日によって変動することもある） B）実行機能 C）視空間機能 D）記憶（手がかりにより改善することが多い）	1. A～Dのうち2つ以上○。	1. A～Dに該当しないPDDとしては非典型的な認知機能障害が1つ以上の認知機能領域に○。
	2. 行動異常 A）アパシー B）性格・気分の変化（抑うつ，不安など） C）幻覚（人・動物・物体の複雑な幻視が多い） D）妄想（パラノイド，招かざる客が家に住んでいる，など） E）日中の過度の眠気	2. A～Eの1つ以上○ならば診断を支持するが，すべて×でも診断を除外しない。	2. は○でも×でもよい。
III. PDDを除外しないが，診断を不確実にする所見	1. 認知機能障害を引き起こし得るが，この症例の認知症の原因ではないと判断された共存所見（例えば画像診断による脳血管障害）	1，2とも×	1つ以上○
	2. PD運動症状発症と認知機能障害発症の時間間隔が不明		

表3 PDD診断基準レベルⅡ検査のつづき

群	所見	診断基準	
		ほぼ確実な PDD	PDDの疑い
Ⅳ. 精神障害の原因となる他の病態で, それがあるとPDDの妥当な診断ができないと思われる所見	1. 認知機能障害・行動異常が次の病態の進行にのみ伴って出現した ●急性錯乱(全身的病態または薬物中毒による) ●大うつ病(DSM-Ⅳによる) 2. ほぼ確実な血管性認知症(NINDS-AIREN診断基準による)	1, 2とも×	1, 2とも×

○は該当・あり, ×は非該当・なし　　　　　　　(文献6, 7より一部省略・改変)

3. PDD診断基準レベルⅠ検査の有効性

　慶應PDデータベース研究[8]のPD患者304例にレベルⅠ検査を適用すると, MMSE<26点の患者が34.5%を占め, このうち2領域以上で認知機能障害があった患者は94.3%であった。一方で, 2領域以上で認知機能障害があった患者は全体の58.2%で, このうちMMSE<26点であった患者は55.9%に過ぎず, 残りの44.1%はMMSE≧26点であった(図1)。「MMSE≧26点だが, 2領域以上で認知機能障害がある」患者の中にレベルⅠ検査でPDD偽陰性となる患者がどのくらいいるのか, が問題となる。

　MDS診断基準[6,7]は文献レビューと専門家たちのコンセンサスにより作られたものであり, 臨床的有効性の検証は発表時までには行われていない。スクリーニング検査に求められることは, 有効性(感度, 特異度)と信頼性が高く, 簡便・安価に実施できることである。陽性となった患者を精密検査するための前段階として行うので, 感度が高い方がよい。

　その後の検証によると, 残念ながらレベルⅠ検査の感度が低いとする報告が多い(感度47～66%, 特異度95～100%)[9-12]。感度が低い理由としては, MMSEによる全般的認知機能評価[8,10-12],

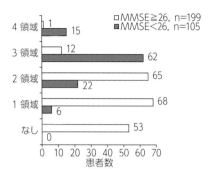

図1 PDD診断基準レベルI検査による，MMSE 25/26点で分けた2群の認知機能障害領域数ごとの患者数（PD患者，n=304）

(文献8より)

交差する2つの五角形の模写[8]，各テストのカットオフ値[9]，GDS-15 (Geriatric Depression Scale-15) による抑うつ判定[10]，が指摘されている。

4. MCIを伴うPDの診断基準

PDにおいても認知症の前段階としてのMCIがあり，MDSから診断基準が発表されている[1,13]。

(太田 晃一)

文 献

1) 太田晃一: 神経内科86: 177, 2017
2) Williams-Gray CH et al: Brain 132: 2958, 2009
3) Ohta K et al: Neurol Clin Neurosci 2: 44, 2014
4) 太田晃一: 日本認知症学会誌30: 205, 2016
5) Williams-Gray CH et al: J Neurol Neurosurg Psychiatry 84: 1258, 2013
6) Emre M et al: Mov Disord 22: 1689, 2007
7) Dubois B et al: Mov Disord 22: 2314, 2007
8) Ohta K et al: Dement Geriatr Cogn Dis Extra 4: 147, 2014
9) Dujardin K et al: Mov Disord 25: 2769, 2010
10) Barton B et al: Mov Disord 27: 248, 2012
11) Kiesmann M et al: J Neurol 260: 2569, 2013
12) Isella V et al: Parkinsonism Relat Disord 20: 32, 2014
13) Litvan I et al: Mov Disord 27: 349, 2012

4. レビー小体型認知症の早期診断と検査法（MIBG，DAT）

AD（アルツハイマー型認知症）とDLB（レビー小体型認知症）では，症状だけでなく治療法やケアの方法も異なることから，早期段階での鑑別診断が重要である。また，近い将来に疾患修飾薬の開発が期待されており，臨床や研究の現場において，診断基準を完全に満たさない時期のprodromal（前駆期）DLBが注目されている。

prodromal DLBの確立した診断基準はないが，認知機能障害を示唆する状態として，軽度認知障害（MCI）発症型（DLB-MCI onset），せん妄発症型（DLB-delirium onset），精神症状発症型（DLB-psychiatric onset）の3つの臨床亜型が提唱されている[1]。

認知症発症前段階のDLBにおいて，多様な神経・精神症状〔うつ，不安，嗅覚障害，便秘などの自律神経症状，RBD（レム期睡眠行動異常症）など〕が先行することが報告され[2]，DLBの早期診断には，改訂された臨床診断基準[3]に中核的特徴や支持的特徴として採用されているこれらの症状に着目することが重要である。また，DLBの指標的バイオマーカーによる早期診断の有用性が報告されており[4-6]，これらを活用することでprodromal DLBの診断精度を高めることができる。

DLB早期診断に有用な臨床的特徴は第6章に詳記されており，本章ではバイオマーカーについて紹介する。改訂版DLB診断基準[3]では，各種検査がエビデンスレベルとDLB診断における精度の高さに基づいて指標的および支持的バイオマーカーに分類されており，支持的バイオマーカーは指標的バイオマーカーのような診断精度の高さは明らかでなく，本章では指標的バイオマーカーを中心に記載する。

4. レビー小体型認知症の早期診断と検査法（MIBG, DAT）

1. 指標的バイオマーカー

1) ¹²³I-MIBG 心筋シンチグラフィ（図1）

MIBG（meta-iodobenzylguanidine）は，guanethidineが，NA（noradrenalin）と同様の機序で交感神経や副腎髄質に取り込まれることから，その生理的アナログとして開発された。MIBGは，交感神経末端のNAトランスポーターから能動的に取り込まれ，NA小胞に顆粒モノアミントランスポーターを介して貯蔵され，ほぼNAと同様の摂取，貯蔵，放出が行われる物質である。¹²³IでMIBGに標識してMIBGシンチ（¹²³I-MIBG心筋シンチグラフィ）として，各種心疾患，糖尿病性ニューロパチー，神経変性疾患，てんかん発作などに伴う心臓交感神経障害の判定に用いられている。プラナー正面像から半定量的に求める心臓と縦隔のROI（関心領域）によるH/M（心臓/縦隔）比，SPECT（single photon emission computed tomography）像での集積低下，洗い出し率などが，心臓交感神経機能評価の指標として用いられる。

近年，PD（パーキンソン病），DLB，純粋自律神経不全症などのLBD（レビー小体病）では高率に心臓のMIBG集積が低下すること，これが他のパーキンソン症候群や認知症の鑑別に有用であることが報告されている[7]。2012年3月に保険審査上，PD，DLB診断における本検査の適応が認められた。本邦での多施設共同研究では，69%の感度と89%の特異度をもってADと

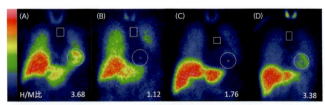

図1 MIBGシンチ（smartMIBG®表示[12]）
AD（A），PSP（D）では一般にMIBGの心筋集積を認めるが，DLB（B）および一部のPSP（C）ではMIBGの心筋集積が欠如しており，H/M比が低下している。

DLBの鑑別に有用であること[8]，3年後の経過観察調査において
も診断精度が高い（感度77%，特異度97%）ことが報告されている[9]。

　心筋でのMIBG集積低下はレビー小体病理に特異性が高いこ
とが示されており[10]，DLBでは，パーキンソン症状がなく，黒
質変性がほとんどない症例もあるため，後述する線条体DAT（ド
パミントランスポーター）イメージングよりもMIBGシンチグ
ラフィが診断根拠となる場合がある。しかし，薬剤の影響や糖
尿病，心疾患などの合併により，レビー小体病理と関係なく集
積低下を認めることがある[7]。また，PSP（進行性核上性麻痺）
やCBD（大脳皮質基底核変性症）では，全般的にH/M比は正常
対照と有意差がなく，PDやDLBに比し有意に高値であるが，
時にH/M比が低下している場合がある[7]。レビー小体病理合併
例以外に，MIBG心筋集積低下を認めたレビー小体病理合併を認
めないCBD剖検例の報告があり[11]，臨床診断がPSPやCBDで
MIBGシンチグラフィに異常がない場合はよいが，集積低下があ
る場合は，その解釈を慎重に行う必要がある。

　H/M比は，ROIの大きさや設定位置，ガンマカメラやコリメー
タの種類により変動するため，本邦での多施設共同研究の際にファ
ントム実験を行いコリメータ間の差異を補正し，ROI設定を半
自動化するソフトウェア（smartMIBG）の開発が行われ，H/M
比を標準化することが可能となっている[12]。

2) 線条体ドパミントランスポーターイメージング（図2）

　PDと同様にDLBでは，黒質のドパミン作動性神経細胞の線
条体の終末部にあるDAT（ドパミントランスポーター）が減少
する。これは，FP-CIT（N-ω-fluoropropyl-2β-carbomethoxy-
3β-(4-iodophenyl)nortropane）などの節前DATに結合するリガ
ンドを用いたSPECTやPET（positron emission tomography）
検査で評価することができる。

　イオフルパン（^{123}I-FP-CIT）SPECTを用いた欧州における
多施設共同研究では，視覚的評価により78%の感度と90%の特
異度をもってDLBと他の認知症を鑑別することができたと報告
され，剖検例の検討でもこの検査の有用性（感度80%，特異度

4. レビー小体型認知症の早期診断と検査法（MIBG，DAT）

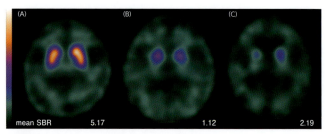

図2 イオフルパンSPECT（DaTView®表示）
AD（A）では線条体に勾玉状の集積を認める。DLB（B），PSP（C）では両側ドット状で，PSPにおいては集積の左右差を認める。mean SBRはADに比し低値である。

92%）が確認されている[13]。イオフルパンSPECTは，PD診断に使用される評価スケール[14]をもとに視覚的に評価されるが，判定が難しい場合があり，Bolt法などによる特異的集積と非特異的集積のカウント比である半定量的指標SBR（specific binding ratio）を併用することにより，読影の信頼度を高めている。SBR値は，DaTView®など市販のソフトウェアを利用して計測するが，SPECT撮像装置や画像再構成法により定量測定値が異なるため，機種間差をファントムデータで補正したデータベースを利用した標準化ソフトが開発されている。

イオフルパンSPECTにおける核種の線条体集積度は黒質神経細胞数と相関し[15]，黒質変性が軽度なDLB症例では集積が正常な場合があり，脳血管障害，加齢，性，薬剤の影響を受けて集積が低下するので注意が必要である[14]。線条体DATが減少することが知られている一部の前頭側頭型認知症やPSP，CBD，MSA（多系統萎縮症）などとDLBの鑑別にイオフルパンSPECTは用いるべきではないとされている[14]。また，早期PDと診断された患者のうち4〜15%が，イオフルパンSPECTの所見が正常であり，SWEDD（scans without evidence of dopaminergic deficit）と呼ばれる存在があることにも留意する必要がある。

3) ポリソムノグラフィ

PSG（ポリソムノグラフィ）は，睡眠中の脳波と眼球運動，筋活動を測定する検査である。特発性RBDは，αシヌクレイノパチー（PD, DLB, MSA）発症を予測する強力な因子であり[6]，PSGにおける筋活動抑制を伴わないレム睡眠の所見があれば，DLB診断基準2017年改訂版[3]では，中心的特徴があり，RBD以外の中核的特徴がなくてもprobable DLBと診断される。

2. 支持的バイオマーカー

DLBでは，CTやMRIによる脳形態画像で，MTA（内側側頭葉萎縮）が比較的軽度であること，脳血流SPECTや脳代謝PETで後頭葉の取り込み低下を認めること（図3）や脳代謝PETによる後部帯状回でのCIS（帯状回島徴候），脳波における

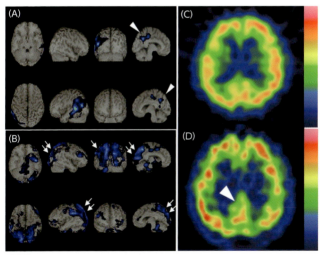

図3 99mTc-ECD脳血流SPECT

eZIS®（easy Z-score imaging system）表示で，AD（A）では後部帯状回（矢頭）で血流低下を認めるが，DLB（B）では同部位の血流低下は明らかでなく，楔前部・後頭葉（矢印）で血流低下が目立つ。SPECT横断像で，後部帯状回（矢頭）の血流がAD（C）に比しDLB（D）で保たれてPET検査でのCIS様に見える。

4. レビー小体型認知症の早期診断と検査法（MIBG, DAT）

後方の著明な徐波活動が採用されている[3]。これらの所見もDLB早期診断の一助となると考えられるが，ADとDLBを鑑別する精度は指標的バイオマーカーより低く，エビデンスレベルの高いスタディがない。また，MTAやCISは，ADとDLBの鑑別の際にDLBにおけるアルツハイマー病病理合併の程度により影響を受けると考えられる。

3. その他のバイオマーカー

脳脊髄液や血液中のαシヌクレイン濃度測定，皮膚や消化管生検標本におけるリン酸化αシヌクレイン染色陽性所見，αシヌクレインイメージングリガンドなどが，エビデンスレベルの高い研究により有用なバイオマーカーとなることが期待されている。

（吉田 光宏）

文献

1) McKeith I et al: J Geriatr Psychiatry Neurol 29: 249, 2016
2) Fujishiro H et al: Psychogeriatrics 13: 128, 2013
3) McKeith IG et al: Neurology 89: 88, 2017
4) Fujishiro H et al: Psychiatry Clin Neurosci 72: 423, 2018
5) Thomas AJ et al: Psychol Med 49: 396, 2019
6) Postuma RB et al: Ann Neurol 77: 830, 2015
7) Yoshita M: PET and SPECT in Neurology, Dierckx RAJO et al, Springer, Berlin, Heidelberg, 2014, p437
8) Yoshita M et al: PLoS One 10: e0120540, 2015
9) Komatsu J et al: J Neurol Neurosurg Psychiatry 89: 1167, 2018
10) Orimo S et al: Acta Neuropathol 109: 583, 2005
11) 吉村菜穂子ほか: BRAIN and NERVE 70: 929, 2018
12) Nakajima K: J Nucl Cardiol 21: 970, 2014
13) Thomas AJ et al: Neurology 88: 276, 2017
14) 日本核医学会・日本脳神経核医学研究会編: イオフルパン診療ガイドライン，第2版，2017
15) Colloby SJ et al: Brain 135: 2798, 2012

5. レビー小体型認知症の鑑別診断 （間違いやすい疾患）

　2012年の調査結果によれば，全国で認知症高齢者は462万人とされ，そのうちアルツハイマー型認知症（AD）67%に対してレビー小体型認知症（DLB）は4.3%と報告されている[1]。一方，神経病理学的に確定診断された報告では15〜20%とする報告も多い[2]。このことから，DLBが臨床診断される割合は病理所見を有する割合よりもかなり低いことが示唆される。実際，典型的な症状が揃うDLBを診断することはそれほど難しいことではないが，早期診断は困難な場合が少なくない。

　DLBは臨床診断基準[3]の中核的特徴に幻視やレム期睡眠行動異常症が挙げられ，また支持的特徴に幻視以外の幻覚，体系化された妄想，アパシー，不安，うつなどの精神症状が挙げられているように，行動・心理症状（behavioral psychological symptoms of dementia: BPSD）が高頻度で認められる。また，精神症状で発症することが多く，うつ病や妄想障害などの精神疾患と診断されていることが多い。一方，もの忘れがみられる場合，ADと診断されることもある。

　DLBは抗精神病薬の過敏性がみられ，DLBに気づかず抗精神病薬を用いた薬物療法を行うと重篤な副作用がみられることがある。また，家族負担感も大きい疾患であることから，DLBの適切な診断，治療，ケアが重要である。そこで本章では，DLBと鑑別を要する代表的疾患を挙げながら，鑑別診断のポイントについて概説する。

1. DLBの初期診断から

　我々はDLB 55例の初期診断名を後方視的に検討した[4]。その結果，大うつ病35%，精神病像を伴う大うつ病11%と，半数近くが大うつ病と診断されていた。さらにAD 5%，パーキンソン病5%，妄想性障害5%，うつ病以外の気分障害11%，その他7%

であった。一方, 最初からDLBと診断されたのは22%にすぎなかった。この結果から, DLBの初期に精神疾患と診断されることが多いことがわかる。特にうつ病とDLBの鑑別が重要である。

DLBが認知症疾患と診断されず精神疾患と診断される理由として, DLBの認知障害は早期に記憶障害が目立たないことが多く, 認知症と気づかれにくいことが挙げられる。また, 早期から精神症状が目立つことが多いという特徴がある。MMSEが20点以上の認知障害が軽度のDLBのBPSDを検討したBorroniら[5]によれば, DLBでは不安 (67.4%), うつ (61.9%), アパシー (57.6%), 焦燥, 睡眠障害 (ともに55.4%) などの症状が高率に認められている。

2. うつ病

初期診断名にうつ病が多いことが示すように, うつ病との鑑別は特に困難な場合が多い。我々は, 50歳以上で発症しうつ病と診断され入院に至った167例を, 入院後画像検査 (頭部MRI, 脳血流SPECT), 神経心理, 自律神経検査 (高炭酸換気応答検査, MIBG心筋シンチグラフィ) などで精査した結果, 23例 (13.8%) がDLBと診断変更された[6]。

DLBの精神症状がうつ病の病像に類似点が多いことが, 鑑別を困難にする一因である。老年期うつ病に多い臨床的特徴として, 心気的傾向, 焦燥, アパシー, 妄想や錯乱状態を伴いやすいこと等が挙げられる。Borroniらの報告にもみられたように, DLBもうつ症状と同時に様々な精神症状がみられる。また認知障害の特徴として, 老年期うつ病ではADにみられるような記銘障害はみられず, 想起障害, 注意障害, 遂行機能障害などが多い。DLBも早期には近時記憶は保たれ, 注意障害や遂行機能障害が前景であることが多い。さらに, うつ病患者は表情に乏しく, 精神活動や動作が緩慢になるなど, 一見パーキンソン症状に類似した外観を示すこともある。このように精神症状, 認知障害, 身体的所見の3つの面で, 老年期うつ病とDLBは類似している。

我々は, DLBの大うつ病エピソードと大うつ病の精神症状の

特徴を比較検討した[6]。その結果，DLBのうつ状態では，妄想（p=0.001），焦燥（p=0.002），心気（p=0.045），抑制（p=0.022），現実感の喪失（p=0.023），病識（p=0.007）などが大うつ病より有意に多く認められた。精神症状の違いに注目することも有用である。

3. DLBの前駆状態としてのうつ病

うつ状態は，DLBの前駆状態としてもしばしばみられる。高齢発症の大うつ病の連続10例を追跡調査し神経病理的検索を行った報告によれば，後に7例が認知症に進行した。神経病理学的検討ではDLB 4例，AD 3例，左前頭葉脳梗塞1例，特記すべき所見なし2例であった[7]。Fujishiroら[8]によれば，記憶障害発症のDLBの24%に，平均4.8年前からうつ状態がみられることが報告されている。

純粋に精神症状のみを呈するレビー小体病の一群があることが知られている。Kobayashiら[9]は，認知症やパーキンソン症状を示さず精神症状のみを示しMIBGで異常低値を示す例を検討し，その後も認知症やパーキンソン症状の発現に至らない例はうつ状態が前景であることが多いことを報告した。

我々が行った当初うつ病と診断され後にDLBに移行した18例と移行しなかった17例のうつ病の臨床的特徴の比較において，DLBの前駆状態のうつ病では幻覚や妄想などの精神病像とメランコリー症状の両方がみられるタイプが最も多く55.6%を占めたが，移行しないうつ病では精神病像とメランコリー症状の両方がみられるタイプは1例もなかった[10]。DLBの前駆状態のうつ病で次に多かったのは，精神病像とメランコリー症状の両方ともみられないタイプ（27.8%）で，移行しないうつ病では5.9%にすぎなかった。したがって，精神病像とメランコリー症状の両方がみられるか両方ともみられないタイプがDLBに移行しやすいことが示唆された。

また，DLBの前駆状態のうつ病では，抗精神病薬だけでなく，抗うつ薬，抗不安薬などを含む向精神薬1剤で過敏性を認めた例が72.2%に及んだが，移行しなかった例では11.8%にすぎなかっ

た。また，DLBの前駆状態のうつ病で高率に自律神経症状が認められた[10]。移行しないうつ病では起立性低血圧が17.6%であったのに対して，DLBの前駆状態のうつ病では50%に認められた。同様に心拍変動の異常も移行しないうつ病では26.6%であったが，前駆状態のうつ病では83.3%，MIBGの心筋取り込みの低下も移行しないうつ病で13.3%，DLBの前駆状態のうつ病で61.1%と，いずれもDLBの前駆状態のうつ病に高率であった。

これらの結果から，高齢発症のうつ病で薬剤過敏性や自律神経系の障害がみられる場合，DLBの移行に注意が必要と言える。

■4. 遅発性統合失調症，妄想性障害

幻覚や妄想で発症し，遅発性統合失調症や妄想性障害と診断されることがある。Kobayashiらの報告[9]では，精神症状で発症し後にDLBに移行した例の検討から，幻視で発症した例が最も多く，次に幻覚，妄想など精神病症状で発症した例が多かったという。我々の検討では，DLBと最終的に診断されたうち5%の初期診断名が妄想性障害であった[4]。Nagaoら[11]は，40歳以上発症の遅発性統合失調症や妄想性障害の神経病理所見を検討した結果，最も多い神経病理所見はレビー小体病（26.1%），次いで顆粒嗜銀性認知症（21.7%）であることを報告した。このことから，高齢発症の統合失調症や妄想性障害と診断されるなかにはDLBの神経病理所見を有する者が少なからず存在することを示唆している。ADの妄想は単純内容が多いが，DLBの妄想は診断基準にもあるようにしばしば体系化する。このため，統合失調症や妄想性障害の妄想内容と類似することになり，鑑別を困難にさせる。

DLBでは，抗精神病薬の過敏性のため，少量の抗精神病薬でも錐体外路症状や意識障害などの重篤な副作用が現れるリスクがある[3]。高齢発症の幻覚，妄想症状に対して抗精神病薬を用いる場合は要注意である。また，抗精神病薬以外の向精神薬でも強い副作用が現れる場合がある。高齢者の精神症状の治療の際には，DLBを念頭に置きながら，慎重な薬物療法を行うことが求められる。

5. アルツハイマー型認知症（AD）

　我々の検討から，最終的にDLBと診断されたうち5%がADと診断されていた[4]。DLBの認知障害の特徴として，早期には記憶障害よりも注意障害や遂行機能障害，あるいは視空間認知障害が前景となることが知られている。このため，記憶障害がみられる場合，ADと診断されがちである。しかしながら，DLBのMCIでも記憶障害がみられ健忘型MCIに分類されることがあり[12]，早期から記憶障害がみられるという理由でDLBが否定されるわけではない。

　DLBでは，αシヌクレインを主要構成成分とするレビー小体が，大脳や辺縁帯などの神経細胞内や自律神経領域に多発する。多くはAD病変を種々の程度に合併する通常型（common form）であり，一部，AD病変がほとんどみられない純粋型もある。なかにはADと同等の病理所見を有するAD型と呼ばれるタイプもある[13]。このような病理の多様性が臨床像の多様性の基盤となる。AD病変が高度になると，DLBの特徴的な症状よりADの病像が前景にみられるようになる[3]。

　DLBとADの臨床像の違いが報告されている。Chibaら[14]は，DLBとAD例を対象に，記憶障害出現時あるいはそれ以前にみられた症状を比較した。その結果，DLBでは自律神経症状，睡眠障害，不安，うつ，意欲低下がADに比較して有意に多かった。睡眠障害は早期からDLBにみられることが多く，不眠，不眠時の行動障害，レム期睡眠行動異常症など多彩な障害がみられ，さらに日中過度の眠気もみられる[15]。Hashimotoら[16]は，DLBとADのBPSDの違いをNPIで比較した結果，CDR 0.5の時点で，興奮を除くすべてのNPIの下位項目がDLBで有意に高値であることを報告している。MMSE≧20の早期認知症例との研究では，記憶障害はADに有意に多かったが，幻視，うつ，歩行の障害，パーキンソン症状，転倒のしやすさがDLBに有意に多かった[17]。また，DLBはADと比較して経過中せん妄を呈しやすいが，認知症状出現前のせん妄の既往もDLBに多い[18]。

5. レビー小体型認知症の鑑別診断（間違いやすい疾患）

以上から，DLBはADと比較して，早期からBPSD，自律神経症状，運動症状，せん妄症状が目立つことに留意する。

6. DLBの鑑別

以上述べてきたように，DLBと精神症状やADとの鑑別は，認知症が軽度の時期にはしばしば困難であるが，DLBに特徴的な症状を丁寧に拾い上げることが大切である。probable DLBの基準を満たさない場合でも，また，認知障害が軽度の時期から視空間認知障害が強かったり，レム期睡眠行動異常症や嗅覚障害が存在したり，重度の便秘，起立性低血圧，発汗異常，失神など自律神経症状が目立ったり自律神経検査における異常所見がみられたりする場合は，DLBを疑う。核医学検査の実施が可能であれば，SPECT，心筋MIBG検査，DAT scanなどが診断に有用である。

DLBが疑わしい例に対しては，DLBの可能性を念頭に置きながら経過を追い，薬物療法は特に慎重に行うことが求められる。

(水上 勝義)

文献
1) 厚生労働科学研究費補助金（認知症対策総合研究事業）「都市部における認知症有病率と認知症の生活機能障害への対応」平成23年度～平成24年度総合研究報告書
2) Akatsu H et al: J Neurol Sci 196: 63, 2002
3) McKeith IG et al: Neurology 89: 88, 2017
4) 高橋晶ほか: 老年精神医学雑誌22(増刊-1): 60, 2011
5) Borroni B et al: Arch Gerontol Geriatr 46: 101, 2008
6) Takahashi S et al: Psychogeriatrics 9: 56, 2009
7) Sweet RA et al: Neuropsychopharmacology 29: 2242, 2004
8) Fujishiro H et al: Psychogeriatrics 13: 128, 2013
9) Kobayashi K et al: Int J Geriatr Psychiatry 30: 663, 2015
10) Takahashi S et al: J Alzheimers Dis 50: 751, 2016
11) Nagao S et al: Eur Arch Psychiatry Clin Neurosci 264: 317, 2014
12) Boeve BF: Parkinsonism Relat Disord 18: S41, 2012
13) Marui W et al: Acta Neuropathol 108: 121, 2004
14) Chiba Y et al: Dement Geriatr Cogn Disord 33: 273, 2012
15) 水上勝義: 臨床精神薬理20: 903, 2017
16) Hashimoto M et al: Dement Geriatr Cogn Dis Extra 5: 244, 2015
17) Auning E et al: Dement Geriatr Cogn Disord 32: 202, 2011
18) Vardy E et al: Int J Geriatr Psychiatry 29: 178, 2014

1) 認知機能障害

症状の特徴，程度

▶ 2017年に発表されたDLBの臨床診断基準[1]では，進行性認知機能障害が必須である。

▶ 顕著な，あるいは持続する記憶障害は病初期には必ずしも起こらず，ADに比して軽度である。記憶障害は進行とともに顕在化する。

▶ 注意・遂行機能障害・視覚認知障害が病初期から顕著に生じる。

▶ MMSEやMoCAは全般的な認知機能を評価するのに有用である。DLB臨床診断基準で紹介され，注意・遂行機能や視覚認知機能評価に有用な検査を表1に示す。

▶ 視空間の認知が障害されるため，五角形や時計などの図形模写で障害が認められる。DLBでは対象の形・色・質感など，対象が何であるかを認知する視覚処理経路も障害されるため，シルエットから対象を同定する，錯綜図から形態を抽出するといったことが困難となる。

▶ 顔の錯視を誘発するパレイドリアテストでは，健常人やADに比べてDLBで錯視が有意に多く認められる[2]。

▶ DLBでは認知機能の変動が病初期から見られる。認知機能検査結果の解釈には変動があることを念頭に置く必要がある。

表1 DLBに有用な検査

認知機能	推奨される検査
注意・遂行機能	ストループテスト，トレイルメイキングテスト，語流暢性検査，反応時間検査
視覚認知機能	図形模写（五角形，複雑な図形），視覚的な組み立て（立方体組み合わせテスト，パズル），空間マッチング（線分傾き検査，大きさ合わせ課題），知覚判別（虫食い図形，虫食い文字，パレイドリアテスト）

変動の時間間隔は短く，一過性，周期性に覚醒度や注意力が低下する。問診では，日中の眠気，2時間以上の昼寝，長時間ボーッとする，一過性の混乱した会話，などがみられる場合，健常者やADよりもDLBである可能性が高くなると報告されている[3]。認知機能変動の評価ツールとしてCognitive Fluctuation Inventoryなどがある[4]。

▶ DLBではせん妄との鑑別に特に注意が必要である。発症が急で，日や時間の単位で症状が変動し，意識障害が強く疑われる場合にはせん妄を考える。DLBではADに比して病初期よりせん妄を呈しやすく，さらに繰り返しやすいことが報告されており，DLBが悪化した場合，せん妄との鑑別は困難である。

出現時期，頻度，持続時間

▶ DLB患者90例の症状の出現時期と頻度をまとめた報告[5]では，記憶障害の発症年齢は74.9歳で，記憶障害出現後3.6±2.4年で施行したMMSEスコアは17.8±7.6点であった（**図1**）。

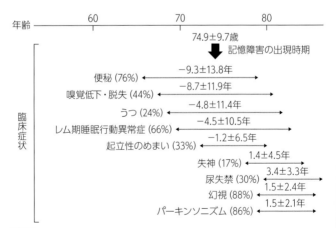

図1 DLB患者の症状の出現時期と頻度

（文献5より改変して転載）

1) 認知機能障害

▶便秘，嗅覚低下・脱失，うつ，レム期睡眠行動異常症，起立性のめまいが，記憶障害に先行して認められた。

▶認知機能の変動は，数分から数時間の日内変動が多くみられるが，数日単位で認められることもある。

対応の要点

▶DLBに対する薬物療法は有害事象が現れやすいため，ケアや環境設備といった非薬物療法が重要である。

▶認知機能障害に対する治療としては，コリンエステラーゼ阻害薬やNMDA受容体拮抗薬の有用性が報告されている。DLBにはコリンエステラーゼ阻害薬のうちドネペジルのみが保険適応となっている。

▶Moriらの研究では，プラセボ群に比較してドネペジル群ではMMSEで評価した認知機能の有意な改善を認め，用量依存的に妄想，幻覚が改善したことが示されている[6]。

(久保田 怜美，金野 竜太，小野 賢二郎)

6. 症状からみたレビー小体型認知症

2) 自律神経症状

症状の特徴，程度

▶ DLBでは，脳・脊髄の自律神経系のほかに，心臓の交感神経節や消化管神経叢，副腎，骨盤，皮膚などの末梢自律神経系の神経細胞や神経突起にもレビー小体が認められ，種々の自律神経症状が出現する。

▶ 2017年のDLB臨床診断基準では，支持的特徴に「高度な自律神経障害」が，指標的バイオマーカーに「MIBG心筋シンチグラフィでの取り込み低下」が心臓交感神経機能の低下を反映する所見として取り入れられている[1]。

▶ **血圧調節障害**：起立性低血圧や失神の頻度が高い。Schellong試験やhead up tilt table試験で評価を行い，起立後3分以内に収縮期血圧が20mmHg以上もしくは拡張期血圧が10mmHg以上低下する場合に起立性低血圧とする。座位から起立（もしくは臥位から座位）時のめまい感，嘔気，頭重感，視力障害などを訴える。血圧低下の程度が強い場合は失神する。

▶ **消化管運動障害**：消化管神経叢の障害に伴い，消化管運動が低下する。代表的な症状として便秘や胃内容物の排出遅延がある。これらは食欲減退や嘔吐，イレウスの原因となり，S状結腸軸捻転など重篤な合併症も生じうる。

▶ **排尿障害**：残尿や尿閉などの尿排出障害よりも，頻尿，尿意切迫，失禁などの蓄尿障害（過活動膀胱）の頻度が高い。

▶ **発汗障害**：皮膚の血管，汗腺，立毛筋を支配する皮膚交感神経の障害による。多汗や皮脂分泌過多，体温調節障害の原因となる。

出現時期，頻度，持続時間

▶ 97％が死亡するまでに何らかの自律神経症状を合併すると報告されており，その頻度は排尿障害：97％，便秘：83％，血圧

調節障害：66％の順に高い[7]。

▶記憶障害に先行して自律神経症状が出現することが多く，アルツハイマー型認知症や血管性認知症など他の認知症との鑑別に有用である。

▶Fujishiroらの検討では，記憶障害に先行して便秘（-9.3 ± 13.8年）が最も早期に出現し，次いで起立性低血圧（-1.2 ± 6.5年），失神（1.4 ± 4.5年）で，尿失禁（3.4 ± 3.3年）は記憶障害の出現とほぼ同時期である[5]。

対応の要点 （表1）

▶薬物治療とともに生活指導も重要である。

▶起立性低血圧や失神を起こす患者に対しては，急な姿勢変化を避け，十分な水分・塩分摂取を指示し，アルコールは避けるよう指導する。

▶降圧薬（α遮断薬・β遮断薬・カルシウム拮抗薬・ACE阻害薬・硝酸薬・利尿薬），非定型抗精神病薬，三環系抗うつ薬，選択的セロトニン再取り込み阻害薬（SSRI），抗パーキンソン病薬（レボドパ含有製剤，ドパミン受容体作動薬，モノアミン酸化酵素阻害薬，アマンタジン），オピオイドなどは起立性低血圧の増悪因子となりうるため，必要に応じて減量・中止を考慮する。

▶便秘を訴える患者には食物繊維の摂取や運動を促す。

▶過活動膀胱の治療薬である抗コリン薬やSSRI，セロトニン・ノルアドレナリン再取込み阻害薬（SNRI）は，認知機能障害を増悪しうるため注意が必要である。

▶発汗過多に対しては，ジスキネジアに伴う運動量の増加が原因になっている場合は抗パーキンソン病薬の減量を，局所的な症状に対してはボツリヌス毒素療法を考慮する。

（黒田 岳志，小野 賢二郎）

6. 症状からみたレビー小体型認知症

表1 レビー小体型認知症の主な自律神経症状と対応の要点

自律神経症状	薬物療法	一般名	非薬物療法
起立性低血圧	交感神経刺激薬	ドロキシドパ ミドドリン アメジニウム	急な姿勢変化を避ける 弾性ストッキングの着用 塩分・水分摂取 原因薬剤の中止
	循環血漿量増加薬	フルドロコルチゾン	
便秘	浸透圧性下剤	酸化マグネシウム	食物繊維・水分摂取 有酸素運動
	大腸刺激性下剤	センナ センノシド ピコスルファートナトリウム	
	クロライドチャネルアクチベータ	ルビプロストン	
	腸管蠕動促進剤	モサプリド	
	漢方薬	大建中湯	
過活動膀胱	抗コリン薬	ソリフェナシン イミダフェナシン フェソテロジン トルテロジン	膀胱訓練・骨盤底筋訓練 (リハビリテーション)
	β_3アドレナリン受容体作動薬	ミラベグロン	
	選択的セロトニン再取り込み阻害薬(SSRI)	パロキセチン	
	セロトニン・ノルアドレナリン再取り込み阻害薬(SNRI)	デュロキセチン ミルナシプラン	
発汗過多	ボツリヌス毒素療法	A型ボツリヌス毒素	ジスキネジアの改善

6. 症状からみたレビー小体型認知症

3) 精神症状

症状の特徴，程度

▶**妄想**は，「根拠を持たずに確信された病的な判断・観念で，合理的な反証によってもその判断・観念を訂正できない状態」と定義される。

▶妄想には被害妄想(物盗られ妄想を含む)・関係妄想・誇大妄想・微小妄想・身体妄想などの種類があるが，DLBでは物盗られ妄想や被害妄想が多いとされる (**表1**)。

▶**誤認**は，「実在する人物・場所・物などからの視覚・聴覚などの感覚刺激に対する誤った知覚・認知」と定義される。感覚刺激の対象となる物が実在しない場合には，「幻覚」として区別される。

▶誤認の種類には，単純な人物や場所の誤認・物体誤認・カプグラ症候群・場所や人物への重複記憶錯誤・幻の同居人・いない身内が家にいる・TV徴候などがある (**表1**)。

出現時期，頻度，持続時間

▶**妄想**：DLBの認知機能障害が進展するにつれ妄想の出現頻度が増すが，MCIレベルの早期の段階でも妄想は認められる。出現時期についてはTzengらが報告[8]しており，CDR (clinical dementia rating) 0.5のMCIレベルでもDLBの35症例中10例に妄想を認め，CDR 1.0では80例中38例に，CDR 2-3の段階では90例中58例に認められていた。

▶**誤認**：比較的早期から出現する。Harciarekらの報告[9]によれば，DLB患者に誤認の症状が出現し始めるまでの平均罹病期間は2.13年とされている。

▶妄想・誤認の出現頻度については報告によってもばらつきがあるが，本邦でのDLB患者における出現頻度についての報告がNagahamaらによってなされている[10] (**表1**)。

47

6. 症状からみたレビー小体型認知症

表1 症状の種類と詳細，出現頻度

精神症状の種類	出現頻度[10]	症状
妄想	25%	
物盗られ妄想	14%	自分の物や財産を盗まれたと思い込む症状 身近な人物が疑われやすい
被害妄想	11%	自分に被害もしくは危害が加えられていると思い込む症状
誤認	56%	
物体誤認	28%	対象の物体を異なった物体と認識する症状
人物誤認	17%	対象の人物を別人と認識する症状
場所誤認	14%	対象の場所を別の場所と認識する症状
幻の同居人	11%	現実にはいない人が家の中にいると実感する症状
カプグラ症候群	6%	配偶者や自分の子どもなどの近親者を，似てはいるが他人であると否定する，またはよく似た偽者であると妄想的に確信する病態
いない身内が家にいる	6%	実際にはその場にはいない身内が，自宅内にいるように信じる症状
亡くなっている身内がまだ生きている	5%	実際には既に亡くなっている身内が，まだ生きていると確信している症状
TV徴候	3%	テレビの中の出来事を現実のものと取り違え，映像が現実の空間で起きていることだと信じてしまう症状

対応の要点

▶抗精神病薬への過敏な反応には注意が必要で，安易な抗精神病薬の使用は避けるべきだが，患者が著しい攻撃性を示す場合や，活発な陽性症状により家族の介護対応が困難な場合には，抑肝散の使用や抗精神病薬の少量からの使用を検討する。

▶**抑肝散・抗精神病薬使用に際しての注意点：**

• 攻撃性を伴う精神障害に対しては，抑肝散が比較的安全に使

用が可能だが，低カリウム血症には注意を要する。

- 著しく強い攻撃性に対しては抑肝散の効果は小さく，非定型抗精神病薬を少量から用いる。
- 非定型抗精神病薬のクエチアピン・オランザピンは糖尿病患者には禁忌である。
- 抗精神病薬の使用はいずれも保険適応外使用となる。また，2005年に米国食品医薬品局が「非定型抗精神病薬が投与された高齢認知症患者群において，プラセボ群と比較して死亡率が1.6～1.7倍高い」と報告しており，使用に際しては介護者などへの十分なインフォームドコンセントが必要となる。

▶**妄想への対応：**

- 妄想などに対しドネペジル，リバスチグミン（保険適応外）が奏効することもあるが，攻撃性を助長することもある。元より攻撃性が高い患者に対して使用する際にはより慎重に用いる必要がある。
- 妄想が原因で不穏となっている場合には，抗精神病薬の使用も検討する。

▶**誤認への対応：**

- 誤認に対してのエビデンスのある治療法は確立していない。
- 誤認が原因となり不穏となった場合には，不穏症状に対して抑肝散や抗精神病薬の少量からの使用を検討する。

（稗田 宗太郎，小野 賢二郎）

6. 症状からみたレビー小体型認知症

4) 幻視

症状の特徴，程度

▶繰り返し出現する構築された具体的な幻視は，中核的特徴の一つである。幻視は最も有用なDLBの臨床診断の手がかりであり，80%以上の患者でみられる。

▶多彩な幻視・錯視（視覚性誤認）が出現する。

▶典型的には複雑で具体的な幻視が多く，人や顔，犬や猫などの小動物，昆虫などが，実在の景色（家や病室など）の中に見えることが多い（複雑性幻視）。

▶DLBにおける幻視は単独で出現することもあるが，ありありとした，生々しい幻視と例えられることがある。つまり，多くは錯視や知覚の変容，人の気配を感じるなど，複合的な体験を伴う。亡くなった夫が廊下に立っている，飼っていた犬が家に来るなど，妄想と幻視が一体となって出現することもある。

▶錯視とは，壁や天井のシミが虫や人の顔に見える，ハンガーの洋服や布団の盛り上がりが人に見えるなど，実際の物体とは異なるものとして知覚されること。アルツハイマー型認知症と比較しDLBでは錯視が有意に多くみられ，錯視の出現しやすさと幻視の頻度は関連する。

▶認知機能障害が軽度であれば，患者本人が具体的で詳細な幻視の内容を医師や介護者に述べることができる。また，幻視として体験されるものは，実在しないものであると自覚していることが多く，極端な恐怖や不安を伴うことは少ない。

▶稀に，視野の変容，対象物が変形して見える，物が小さく見える，傾いて見えるなど，せん妄に近い幻視の出現もある。幻聴は稀であるがみられることもある。

出現時期，頻度，持続時間

▶初期からみられることが多く，認知症や注意障害などに先行

4) 幻視

してみられる。幻視は長期間にわたり繰り返し出現する。

▶出現頻度は程度により様々だが，夜間に多いことが知られる。

▶幻視体験の際に意識障害が伴わず，体験の詳細を記憶し後で詳しく述べることが可能である場合が多いが，一方で，中核症状の一つである意識障害を基盤として，意識や行動の混乱，せん妄型の幻視もみられる。

▶変動を伴う意識障害の強い患者では，それに併せて幻視が出現することがある。

対応の要点

▶本人には見えているため「そんなことはない」と否定しない。本人にとってつらくない幻視であれば，周囲が理解することが重要。日常生活への影響を把握して生活指導にあたる。

▶不安や恐怖が強い場合は薬物療法も検討する。

▶幻視や妄想は介護者が過小評価して医療者に伝えることが多く，その際にNPI（Neuropsychiatric Inventory）は，感覚の有無を大まかに調べることや，程度・頻度をみる上では有用である。

▶幻視・錯視の原因になっているようなものを，可能であれば是正する（ハンガーの服が人に見えていたら場所を変更するなど）。

▶感冒薬や掻痒薬（抗ヒスタミン薬など），抗コリン薬など，幻視の原因となりうる内服を確認する。また，薬物の追加後に増悪していれば中止を検討する。

▶パーキンソニズムの運動症状に対して処方されている薬物がある場合，可能であれば減量中止を検討する。

▶後頭葉の血流低下が起こることや，皮質のアセチルコリンの減少が関連していることが知られている。コリンエステラーゼ阻害薬（ドネペジルなど）の有効性が示されている。

▶抑肝散が精神症状のコントロールに有効との報告がある（保険適応外）。

▶クロザピンやパーキンソニズムを悪化させにくいクエチアピンの内服（保険適応外）が有効である。

（矢野 怜，小野 賢二郎）（参考文献：1, 11）

6. 症状からみたレビー小体型認知症

5）幻視以外の幻覚

症状の特徴，程度

▶DLBでは幻視以外の幻覚もみられることが知られており，臨床診断基準[12]の支持的特徴の一つである。

▶**実態意識性**と幻聴が代表的であり，ほかにも**体感幻覚**や幻嗅，**幻触**などが報告されている（表1）。

▶**実態意識性**は「誰かがいる／来た感じがする」という感覚で，空間的な幻覚と考えられており，DLBに特徴的な症状である。幻視とは異なり，「見えないところに人の気配を感じる」ので，実際に姿が見えたり声が聞こえたりするわけではない。自分の背後や隣の部屋，2階に誰かがいる，と訴える。実態意識性がみられる患者では幻視や錯視を合併していることが多い[13]。

▶**幻聴**の性状は，人の声，ドアベルの音，足音，音楽，人々が会話する声などであるが，特に人の声が多い[14]。「幻視の人物が話す」など，幻視に随伴して聞こえることが多く，幻視の人物が話しかけてくることもあり，存在しない人物と話をしている患者に介護者が気づくこともある。内容が悪口や犯罪

表1 幻視以外の幻覚と患者の訴え方の具体例

実態意識性 (誰かがいる感じがする)
「背後に人が立っている感じがするが，そっちを見ても誰もいない」
幻聴 (声や音が聞こえる)
「窓の外から誰かが自分の名前を呼ぶ」「サイレンの音が聞こえる」「水道の音に混じって人の声が聞こえる」
幻嗅 (他人には臭わない臭いがする)
「花や食べ物の臭いがする」「燃えるゴムの臭いがする」
幻触 (皮膚に何か触っている，這う感じがある)
「皮膚に虫が這っている」「猫が脚に触っているような感じがする」
体感幻覚 (普通でない感覚体験がある)
「胸の中をサーッと線が通っていく」「腰の骨がバラバラになっている」

5）幻視以外の幻覚

の計画であったりして，幻聴に不信感を持つ患者が大半であるが，幻聴の人物を不快に思わずに食事を用意する患者もいる。

▶幻聴のみられた患者に関連する項目として，女性，聴力障害，NPIの合計得点，幻視，妄想，うつが報告されている[14]。

▶幻の同居人妄想は，幻視だけの患者よりも，幻視と幻聴のある患者に多い。少数だが幻聴のみの患者もいる。

出現時期，頻度，持続時間

▶幻視以外の幻覚は，病初期から認められることもある[12,14]。

▶実態意識性は患者の25%程度でみられる[13]。

▶probable DLB患者のうち約1/3に幻聴が認められたとの報告[14]があり，幻聴はDLB患者によくみられる症候だと認識すべきである。

▶体感幻覚は2.1%[13]，幻嗅は8%，幻触は3%[15]のDLB患者にみられたとの報告がある。

対応の要点

▶DLBの中核的特徴を認めずに幻視以外の幻覚が病初期に目立つ場合，高齢発症の統合失調症や妄想性障害などと診断されることも少なくない。既に抗精神病薬が処方されていたり，薬剤性パーキンソン症候群と誤診されたりしている患者の中にDLBがいる可能性にも注意する。

▶幻覚を否定したり，説得したりすることはせず，幻覚の内容について詳細に聞き，まずは患者に幻覚があることを受容する。患者が幻覚に対し不安や恐怖を感じていたら，この病気の特徴であり，過度に心配しなくてよいことを説明する。

▶幻視に随伴する幻聴の場合は，幻視に対する対応（適度な照明，幻視の原因となっているものを取り除くなど）により改善する可能性も期待できる。

▶幻視以外の幻覚にもChEIの有効性が報告されている。

▶幻覚のコントロールが必要な場合には，メマンチンや抑肝散などの使用も考慮する。抗精神病薬は慎重に適応を判断する。

（森 友紀子，小野 賢二郎）

6. 症状からみたレビー小体型認知症

6) アパシー, 不安, うつ症状

症状の特徴, 程度

▶アパシーや不安, うつは, 2017年DLB臨床診断基準の支持的所見である[1]。

▶意欲低下や精神運動遅延, 不安感や焦燥感, 抑うつや心気・罪業妄想は混在し, 患者によって最も目立つ症状が異なる。

▶アパシーは自発性の低下, 動機・興味・努力を要する行動の喪失をいう。図1のようにアパシーとうつには共通症状が多く, 合併することも多い[16]。

▶抑うつを呈するDLBの14.3%で大うつ病のエピソードを満たす[17]。

▶DLBの抑うつは, 老年期うつ病よりも悲哀感や将来への悲観が強く, うつによる判断力や注意力の低下から仮性認知症と診断されることもある[17]。

出現時期, 頻度, 持続時間

▶軽度DLBでは, アパシーが57.6%, 不安が67.4%, うつが61.9%認められた。中等度DLBでは不安の頻度が増加し, 約80%の患者にみられた[17]。

▶これらの症状は, 記憶障害やパーキンソニズムに先行したり, ときに単独でみられる。抑うつは認知機能低下より平均4.8年先行して認める[5]。

▶抗精神病薬や認知症改善薬に過敏性のみられた高齢者精神病は, 注意深く経過観察するのが望ましい。

対応の要点

▶『認知症疾患診療ガイドライン2017』では, アパシー, 不安, うつは, 認知症の行動・心理症状（BPSD）に含まれ, パーソンセンタードケアのための適切な環境調整・介護体制調整が推奨されている[18]。

6) アパシー，不安，うつ症状

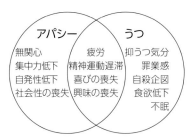

図1 アパシーとうつの特徴と共通症状 （文献16より一部改変）

▶アパシーには社会的交流の機会や環境刺激を増やし，不安には変化が少なく想定外のことが起きない環境作りを試みる。うつには叱責や非難を避け無理に励まさないよう対応し，認知行動療法を試みる。

▶不安やうつの原因が，身体症状（日中過眠，便秘，失神）や幻覚・妄想にある場合には，それらを軽減させるよう調整する。睡眠・食事・排便の調整や，日中の活動度や運動機能の改善を試みる[18]。

▶薬物療法にはコリンエステラーゼ阻害薬（ChEI），抑肝散，抗精神病薬が使用されることがある。ChEIはアパシーやうつに対する効果のほかにも，幻覚・妄想の軽減による二次的効果も期待できる[18]。

▶ドネペジルで有効性があるほか，日本では保険適応外であるがリバスチグミンも精神症状改善効果の報告がある。抑肝散は不安・うつを改善させ，ChEIと併用される。抗うつ薬ではSSRIやSNRIが推奨されている。やむを得ず抗精神病薬を用いる時は，錐体外路系の副作用が少ないクエチアピンやアリピプラゾールを用いることもある。リスペリドンについては賛否が分かれる。オランザピン5mg/日では，不安，うつの改善効果も期待できる[18]。

▶薬剤過敏性に注意し，少量から慎重に漸増していく必要がある。ChEIは不整脈などの自律神経障害，抑肝散は低カリウム血症の副作用に注意する。 （二村 明徳，小野 賢二郎）

6. 症状からみたレビー小体型認知症

7) パーキンソニズム

症状の特徴，程度

▶ PDのパーキンソニズムは，体が震える振戦，他動的な関節の屈伸の際に鉛管様あるいは歯車様の抵抗を感じる筋強剛，動作が少なくなるあるいは遅くなる無動・寡動を3大徴候とするが，これらの症状はDLBでも観察される。

▶ DLBの運動症状はPDと同様に，黒質線条体系のドパミン作動性ニューロンの変性を背景としている。

▶ 各身体部位の無動・寡動を反映した症状として，表情の変化が乏しい仮面様顔貌，声が小さくなる小声，唾液の嚥下が減少することでよだれが垂れる流涎，書いているうちに字が小さくなっていく小字症などもみられる。

▶ 姿勢や歩行の障害もPDと同様にみられる。

▶ 立位での姿勢は前傾前屈で，肘関節や膝関節は軽度に屈曲し，手関節は軽く屈曲位である。歩行すると歩幅は小さくすり足歩行で，手の振りが少ない。歩行開始時に足がすくみ，歩行開始後には加速歩行を呈することもある。

▶ 転倒しそうになった際に姿勢を立て直すことが困難になる姿勢保持障害もみられ，転倒防止に配慮が必要である。

▶ PDではパーキンソニズムの程度に左右差を伴うことが特徴的であるが，DLBでは左右差がみられないことが多い。

▶ ミオクローヌスはPDではみられず，DLBでのみみられることも報告されている[19]。

出現時期，頻度，持続時間

▶ パーキンソニズムはDLBの中核症状の一つでDLBの85%以上の患者にみられるが[1]，全例に伴うわけではない。病理学的にDLBと確定診断された症例においても，25%の患者でパーキンソニズムを伴っていなかったことも示されている[20]。

7) パーキンソニズム

▶ DLBでは振戦の頻度が他の症状の頻度に比べて少ない。長濱らの報告では、筋強剛が72%、寡動が68%の患者にみられたが、振戦を呈する患者は44%にとどまった[21]。振戦の中でも静止時振戦はPDで高頻度にみられる[19]。

▶ DLBはPDよりも運動症状の進行が早いことが知られ、臥床状態になるまでの年数がPDでは発症10～15年以上であるのに対し、DLBでは5～8年程度で、生命予後も良くない。

対応の要点

▶ 認知機能障害とともにパーキンソニズムを呈する疾患には、アルツハイマー型認知症、進行性核上性麻痺、大脳皮質基底核変性症等があり、鑑別を要する。

▶ 認知機能障害を呈する患者が、服用している薬剤によりパーキンソニズムが惹起あるいは増悪している場合には注意を要する。パーキンソニズムを惹起しうる薬剤を表1に示す。

▶ DLBの運動症状はPDと類似しているが、上記のように異なる側面もあり、診断の際には病歴や他の症状、各種画像検査の所見を総合的に判断することが必要である。

▶ パーキンソニズムに対してドパミン作動薬を投与する際には、幻覚や精神症状の増悪に注意を要する。　　　　　　　（村上 秀友）

表1　パーキンソニズムを惹起しうる薬剤

中枢性ドパミン受容体遮断薬
フェノチアジン系：クロルプロマジン, レボメプロマジン等
ブチロフェノン系：ハロペリドール, ブロムペリドール等
ベンズアミド系：スルピリド, チアプリド等
非定型抗精神病薬：リスペリドン, オランザピン, クエチアピン等
末梢性ドパミン阻害薬
メトクロプラミド, ドンペリドン等
抗うつ薬
SSRI：パロキセチン, フルボキサミン, セルトラリン等
三環系抗うつ薬：アミトリプチリン, イミプラミン, クロミプラミン等
カルシウム拮抗薬
ジルチアゼム, ベラパミル, アムロジピン等
その他
バルプロ酸, レセルピン, リチウム, アミオダロン, リファンピシン等

6. 症状からみたレビー小体型認知症

8) 睡眠障害

症状の特徴, 程度

▶ DLBでは, 様々な睡眠障害が高頻度にみられる。何らかの睡眠障害を有する患者は50〜90%といわれており, 他の認知症性疾患と比べても多い。複数の睡眠障害を同時に持つことが多い[22]。

▶ レム期睡眠行動異常症 (RBD), 不眠, 日中の過度の眠気, 睡眠呼吸障害などが知られている。特にRBDは, 2017年の診断基準において指標的バイオマーカーの1項目となっており, 疾患特異性が高く特徴的な臨床症状である。

▶ RBD: レム睡眠期に, 正常であれば起きる筋緊張の消失がなく, 夢内容に伴う言動や行動を認める症状である。

• 話す, 笑う, 手足を動かすものから, 大声を上げる, 周囲の人や物を殴る蹴る, ベッドから飛び上がるものまで症状には幅があり, 睡眠の中断や, 患者またはベッドパートナーの外傷を生じる。夢は比較的鮮明で不快や恐怖を伴うことが多い。

• 診断基準を表1に示す[23]。激しい症状の割には患者が無自覚なこともあり, 診断には本人や同居者への問診が重要である。

• 質問紙による検査方法としてRBD Screening Questionnaire 日本語版 (RBDSQ-J) がある。DLB患者でよくみられるせん妄, 睡眠時無呼吸症候群などがRBDと紛らわしい症状を呈することがある。

• 睡眠ポリグラフ検査は, 実際にDLB患者に行うのは困難なこ

表1 レム期睡眠行動異常症 (RBD) 診断基準
(睡眠障害国際分類第3版, ICSD-3) （文献23より引用して作成）

基準A-Dを満たす
A. 反復する睡眠に関する発声と, または複雑な運動行動のエピソードがある
B. これらの行動は睡眠ポリグラフ検査 (polysomnography: PSG) 上確認されるか, またはレム睡眠中に起こったと推定される夢の行動化の病歴
C. PSG上の筋緊張の抑制を伴わないレム睡眠 (REM sleep with atonia: RWA) の検出
D. この障害は他の睡眠障害, 精神疾患, 薬物や物質使用によらない

とも多いが，対応困難例では睡眠専門医へ相談する。

▶**不眠**：睡眠の質の低さを自覚し，入眠障害，睡眠の断片化，早朝覚醒などがみられる。

▶**日中の過度の眠気**：強い眠気を自覚し，居眠りの頻度が高い傾向が認められる。

▶**睡眠呼吸障害**：大半が閉塞性睡眠時無呼吸症候群（OSAS）であり，夜間のいびき・無呼吸を認める。

▶**その他**：むずむず足症候群，睡眠時周期性四肢運動症の合併の報告がある。

出現時期，頻度，持続時間

▶**RBD**はDLBの他症候に10年以上先行し出現することがしばしばで，頻度は報告にもよるが60～80％程度とされる[24]。

▶**不眠**は60％程度，**日中の過度の眠気**は50～75％で認められる[25]。

対応の要点

▶睡眠障害の誘因となっているものがあれば対処し（薬剤，カフェイン，アルコールなど），睡眠衛生指導を行う。日中の活動を向上させ，昼寝を最小限にとどめ，日光に当たるなどして睡眠覚醒リズムを整える。その他は個々の睡眠障害に応じた治療を行う。薬剤投与の際には薬剤過敏性による過鎮静や転倒に注意する。

▶**RBD**：外傷予防のため，床で寝る，窓の施錠，マットレスの配置，周囲に危険物を置かないなどの環境調整を行う。RBD症状出現時に声掛けし覚醒を促すと，外傷や離床リスクが大きく減少するとされる。薬物治療としてはクロナゼパム0.25～1.5mg/日眠前投与の有効性が示されている。抑肝散，ラメルテオン，ドネペジルが有効であった症例報告もある[18]。

▶**不眠**：ラメルテオン，抑肝散の奏効例が報告されている[18]。

▶**日中の過度の眠気**：ドパミンアゴニストなど催眠作用のある薬剤があれば，運動症状との兼ね合いを見て減量中止を検討する。睡眠時無呼吸症候群の合併に対しては治療を検討する。

（兼元 みずき，小野 賢二郎）

6. 症状からみたレビー小体型認知症

9) 嗅覚障害

症状の特徴，程度

▶嗅覚障害はDLBにおいて高頻度に認められる症状であり，2017年のDLB国際診断基準第3版では支持的特徴の一つに位置付けられている[1]。

▶嗅覚検査は核医学検査などと比較して簡便・安価であり，DLBの診断を補助する検査として日常臨床でも利用しやすい。

▶嗅覚障害があると，安全面（ガスや火の管理，腐敗物への気付きなど）・清潔面・味覚や食欲など日常生活に様々な影響を及ぼすことが知られている。DLB患者では嗅覚障害に気付いていないことが少なくないため，問診だけでは見逃すおそれがある。

▶DLBやPDは残存神経細胞へのレビー小体の出現を病理学的特徴としレビー小体病（LBD）とも総称されるが，レビー小体は嗅覚伝導路に好発することが明らかになっている。嗅覚伝導路に生じた病理変化が，LBDにおける嗅覚障害の主な原因と考えられている。

▶嗅覚障害はニオイ検知閾値の上昇（ニオイに気付きにくい）とニオイ識別覚障害（ニオイの判別ができない）に大別される。

▶早期DLBではADと比較してニオイ識別覚障害がより重度で[26]，進行期DLBでは重度のニオイ検知障害のため無嗅覚となる患者が多いことが報告されている[27]。

出現時期，頻度，持続時間

▶嗅覚障害はDLBやPDの代表的な前駆症状と考えられている。DLB患者の約3分の1で，記憶障害が出現する平均8〜9年前から嗅覚障害を認めるとの報告がある[5]。PDでも，運動症状に数年先行して嗅覚障害が生じることが明らかになっている。

▶DLBでは，初期にはニオイ識別覚障害が目立ち，進行期には

60

重度のニオイ検知障害から無嗅覚となる例が多いことから，DLBでは経過とともに嗅覚障害が悪化しやすいものと推測される。ただし，重度の認知機能障害がある場合には嗅覚検査成績にも影響してしまうため，結果の解釈には注意が必要である。

▶現在のところDLBの嗅覚障害に対する有効な治療はないが，認知症治療薬開始後の一時的な改善も時に経験される。

対応の要点

▶嗅覚障害がDLBの代表的な症状であることを意識することで，DLBの診断精度を向上させることができる。ただし，ADでもある程度の嗅覚障害を認めることには注意を要する。また片側性の嗅覚障害や左右差がある場合には，脳腫瘍など器質的疾患の除外も必要になってくる。

▶嗅覚障害はDLBの前駆段階（prodromal DLB）の診断にも有用と考えられており，例えば軽度認知機能障害やレム期睡眠行動異常症の患者を診察する際に嗅覚検査を行うことで，将来のDLB発症を予測できると期待されている。

▶嗅覚検査はニオイ検知閾値検査とニオイ識別覚検査の2種類があり，目的に応じて使い分ける必要がある。

▶本邦ではニオイ検知閾値検査として静脈性嗅覚検査（アリナミンテスト）やT&Tオルファクトメーターが主に耳鼻咽喉科領域で用いられ，ニオイ識別覚検査としては日本人向けの12種類の嗅素を取り入れたOdor Stick Identification test for Japanese（OSIT-J）が用いられることが多い。（＊T&Tオルファクトメーターでもニオイ識別覚を調べることが可能だが，嗅素が5種類と少ない。現時点ではOSIT-Jは保険適応外。）

（馬場 徹，武田 篤）

6. 症状からみたレビー小体型認知症

10) 抗精神病薬に対する過敏性

症状の特徴, 程度

▶ DLB患者では, 抗精神病薬に対する過敏性がみられることが多い。一方で, DLBでは抗精神病薬が適応と考えられる精神神経症状を示すことも多い。そのため, 慎重な投与が求められる。

▶ 具体的な症状を表1に示す。原疾患 (DLB) の症状としてみられるものと共通するが, 経過や出現／増悪形式で判断される。パーキンソニズムの範疇を比較的軽度な過敏性, 悪性症候群に類似する自律神経症状を比較的重度な過敏性として分類することもできる[28]。

▶ 抗精神病薬への過敏反応は, 用量非依存的にみられる。急性反応としても認められる。死亡率は, 約3倍に上昇するといわれている[28]。

▶ 精神神経症状が前景にあり, 特に認知症やパーキンソニズムを伴う患者において, 抗精神病薬に過敏性がみられた場合, DLBの診断を検討すべきである。抗精神病薬に対する過敏性は, DLB診断基準においても支持的所見として挙げられている[1]。

出現時期, 頻度, 持続時間

▶ 抗精神病薬への過敏性は, DLB患者のうち50%までの割合でみられる[28]。

表1 抗精神病薬への過敏性により
出現／増悪がみられる症状

・傾眠
・転倒
・認知機能障害
・パーキンソニズム
・悪性症候群 (自律神経症状)

(文献28より)

10）抗精神病薬に対する過敏性

▶ DLB患者において，抗精神病薬への過敏性がみられるかどうかを事前に予測することは困難である。過敏反応がみられる群は，その他と比べて，年齢・性別・重症度・元々のパーキンソニズムなどの臨床プロフィールにおいて有意差がない[28]。

▶ DLBの背景病理として，ドパミン作動性およびコリン作動性経路の神経変性がある。そのため，既存の抗精神病薬にみられる抗ドパミン作用および抗コリン作用に対して，DLB患者は脆弱であると考えられる[29]。DLB患者の脳では，同年齢の対照に比して黒質ドパミン作動性ニューロンが60％程度まで減少し，尾状核のドパミン濃度が40％程度まで減少している[30]。

▶ 前脳基底部のコリン作動性活動の減少も，過敏性に寄与している[30]。

▶ 初回投与の1週間は入院環境下で行うことを考慮するなど，注意深いモニタリングでの投与が必要である[1]。

対応の要点

▶ ドパミン遮断薬はDLB患者で許容できない死亡率の増加をもたらすため，セロトニン受容体拮抗薬を用いることが勧められる[29]。

▶ これまで使われてきた薬剤では，オランザピンはDLB患者において耐性が低く，リスペリドンは悪性症候群のリスクが高い。クロザピンについては議論がある。クエチアピンは，DLB患者で精神神経症状を減らし，過敏反応は起こしにくいといわれている[29]。

▶ ドパミン遮断薬でも中脳皮質辺縁系を標的として黒質線条体には作用しないような，より選択的な薬剤を用いることができるようになれば，DLBの精神神経症状を軽減し，パーキンソニズムは悪化させないことが予想される[29]。

（杉本 あずさ，小野 賢二郎）

6. 症状からみたレビー小体型認知症

文 献

(第6章「症状からみたレビー小体型認知症」の引用文献は通し番号にて以下にまとめました)

1) McKeith IG et al: Neurology 89: 88, 2017
2) Uchiyama M et al: Brain 135: 2458, 2012
3) Ferman T et al: Neurology 62: 181, 2004
4) Hashimoto M et al: Brain Nerve 66: 175, 2014
5) Fujishiro H et al: Psychogeriatrics 13: 128, 2013
6) Mori E et al: Ann Neurol 72: 41, 2012
7) Horimoto Y et al: J Neurol 250: 530, 2003
8) Tzeng RC et al: Behav Neurol 2018: 6707291, 2018
9) Harciarek M, Kertesz A: Alzheimer Dis Assoc Disord 22: 163, 2008
10) Nagahama Y et al: Am J Geriatr Psychiatry 15: 961, 2007
11) Onofrj M et al: Behav Neurol 27: 479, 2013
12) McKeith IG et al: Neurology 65: 1863, 2005
13) 鐘本英輝, 池田学: 臨床精神医学 48: 33, 2019
14) Tsunoda N et al: J Clin Psychiatry 79: pii: 17m11623, 2018
15) Aarsland D et al: Int J Geriatr Psychiatry 16: 528, 2001
16) 加治芳明ほか: Modern Physician 30: 144, 2010
17) 水上勝義: 老年精神医学雑誌 22: 155, 2011
18) 日本神経学会監・認知症疾患診療ガイドライン作成委員会編: 認知症疾患
　　 診療ガイドライン 2017, 東京, 医学書院, 2017
19) Louis ED et al: Neurology 48: 376, 1997
20) Outeiro TF et al: Mol Neurodegener 14: 5, 2019
21) 長濱康弘ほか: 老年精神医学雑誌 15: 759, 2004
22) 水上勝義: 老年精神医学雑誌 28: 372, 2017
23) 鈴木圭輔ほか: 認知神経科学 17: 1, 2015
24) 井上雄二: 認知神経科学 17: 26, 2015
25) Guarnieri B et al: Dement Geriatr Cogn Disord 33: 50, 2012
26) Williams SS et al: J Neurol Neurosurg Psychiatry 80: 667, 2009
27) McShane RH et al: J Neurol Neurosurg Psychiatry 70: 739, 2001
28) McKeith I et al: BMJ 305: 673, 1992
29) Baskys A: J Clin Psychiatry 65 Suppl 11: 16, 2004
30) Perry RH et al: J Neurol Sci 95: 119, 1990

Ⅶ. レビー小体型認知症の治療

1）レビー小体型認知症の治療方針
（認知症疾患診療ガイドライン2017より）

　レビー小体型認知症（DLB）には認知機能障害や幻覚，妄想，うつ症状，アパシー，レム期睡眠行動異常症といった認知症としての側面の各種症状に加えて，錐体外路症状や自律神経症状などの身体症状も認められる。いずれの症状においても他疾患に比較し薬物療法に対してよい治療効果がみられることが日常診療上多く経験され，各種症状への適切な治療薬の選択および用量調整が重要である。一方で，予想以上に効果が強く出てしまい好まぬ症状を引き起こす場合も多く，細心の注意が必要である。いずれの観点からもDLBは絶妙な「さじ加減」が求められる疾患といえる。

　本項では，認知症疾患診療ガイドライン2017において触れられているDLBの治療〔クリニカルクエスチョン（CQ）5～10〕[1]について，その要点を紹介する。なお，ガイドラインでは各CQに対して，推奨グレード（1～2）とエビデンスレベル（A～D）を組み合わせて示している。

1. CQ7-5：DLBに対する治療方針はどのように立てるか

　まず上記のCQが立てられ，『回答：DLBに対する治療方針としては，さまざまな臨床症状に対する対症的治療を計画する。それには薬物療法と非薬物療法が含まれる（エビデンスレベルA）』[1]としている。そしてDLBの臨床症状に応じた治療方針のアルゴリズムが，図1に示すような形で提示されている。認知機能障害，認知症の行動・心理症状（BPSD），自律神経症状，パーキンソニズムの4つの症状に大別され，それぞれの具体的な症状，非薬物療法，薬物療法の順で記載されている。また，それぞれに関連したCQの番号も記載されており，有用性が高い。

　さらに，非定型抗精神病薬には過敏性に注意，ドパミンアゴニストにはBPSD悪化に注意といった記載もあり，薬物処方時の注

65

7. レビー小体型認知症の治療

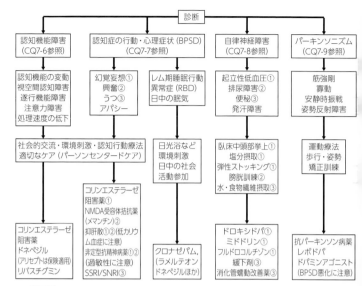

図1 DLBの臨床症状に応じた治療方針のアルゴリズム

図中の番号は症状と治療の対応関係を表す（例：①の症状には①の薬剤を用いる）。一部の治療については適応外使用も含む。

(文献1 p.249より)

意点がこの図にも強調されている点が特徴的である。以下，それぞれのCQについてより細かに見ていく。

2. CQ7-6：DLBの認知機能障害の薬物療法はあるか

このCQに対しては，『推奨：DLB患者の認知機能障害に対してコリンエステラーゼ阻害薬の有効性を示す報告がある（推奨レベル1B）』[1]としている。

本邦ではDLBの認知機能障害に対してドネペジルが保険適用となっている。

また，リバスチグミン，ガランタミンについても効果ありとの海外からの報告が散見され，特にリバスチグミンについては，認知症を伴うパーキンソン病（PDD）を対象としたランダム化比較試験（RCT）において改善効果がみられている[2]。

1) レビー小体型認知症の治療方針（認知症疾患診療ガイドライン 2017 より）

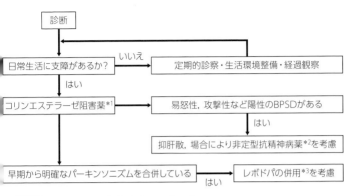

図2 DLB/PDDの薬物療法アルゴリズム

*1 DLBにはアリセプトのみ保険適用。（PDDにはリバスチグミン，ドネペジルの有効性のエビデンスがあるが，わが国での保険適用なし）
*2 過敏症に十分に注意する。
*3 幻視・妄想などの精神症状の増悪に注意する。

(文献1 p.252より)

一方，NMDA受容体拮抗薬であるメマンチンについては，改善するという発表がある一方で，メタアナリシスの結果では改善効果は有意ではないと結論された。

DLBではAD以上に脳内コリンアセチルトランスフェラーゼの減少，すなわちコリン作動性ニューロンの減少が報告されており[3]，コリナージックな薬物はAD以上に効果が期待される。実際にドネペジルの第Ⅲ相臨床試験のデータを見ても，開始時に比較して1年後にもMMSEが3点以上改善した効果を維持できており[4]，ADとは異なり長期の高い効果が観察されていることから，DLBと確実な診断を行った後は，ドネペジルを積極的に使用することが肝要である。CQ7-7も含めた薬物療法アルゴリズムを図2に示す。

3. CQ7-7：DLBのBPSD, RBDに対する治療はあるか

このCQに対して，『推奨：①BPSDに対する治療薬としては，

7. レビー小体型認知症の治療

抑肝散や非定型抗精神病薬の報告があるが，安全性に対する十分な配慮が必要である。②RBDに対してはクロナゼパムの効果が報告されている。クロナゼパムが使用困難で抑肝散，ラメルテオン，ドネペジルが有効だった症例報告がある（推奨レベル2C)』[1] としている。

DLBは疾患の特性上，中核症状とBPSDの区別がADなどと比べてより困難であり，ドネペジルの国内第Ⅱ相試験において幻覚と認知の変動を評価したNPI-2あるいは幻覚，妄想，アパシー，うつを評価したNPI-4による評価でも効果が認められている[5]（その後の第Ⅲ相試験では認められていない）。保険適用が認められているドネペジルのBPSDに対する反応をまず見た上で，十分な効果がみられない場合に対症療法が検討されることとなる（図2参照）。

抑肝散については，多施設共同オープン試験の結果からNPI総得点，幻覚，妄想，うつ，不安症状に対する改善効果が示されている点，並びに低カリウム血症以外の副作用が少ないことから，DLB患者に対しても使いやすい薬物の一つである。

抗精神病薬についてはその過敏性，すなわち少量でも思わぬ効果が出てしまうことが診断基準に含まれていることからも，十分にその使用量に注意する。薬剤の選択にあたっては，錐体外路系の副作用が軽いクエチアピンやアリピプラゾールが比較的安全とされているが，エビデンスに乏しいのが現状である。ガイドラインではこのほかリスペリドン，オランザピンに関する報告の記載があるが，いずれの効果も確立しているとは言えず，従来同様，症状の軽快，悪化の程度を見極めながら薬剤の選択および使用量の調整をしていく必要がある。

4. CQ7-8：DLBの自律神経症状の治療はあるか

『推奨：DLBの自律神経症状に対する薬物療法は認知機能や精神症状の増悪に配慮しながら，PDのこれらに対する治療に準じて行う。また非薬物療法を行う（推奨レベル2C)』[1] としている。

DLB患者の自律神経症状を調査した研究では，尿失禁（97％)，

1) レビー小体型認知症の治療方針（認知症疾患診療ガイドライン 2017 より）

表1 起立性低血圧の予防・治療

予防・治療のABCDEF

A： Abdominal binder：腹部内臓 - 腸管の静脈，下肢静脈を腹帯，弾性
　 ストッキングなどで圧迫
B： Bolus treatment and head-of-bed up：大量飲水により起立性低
　 血圧を予防，頭部挙上による臥位高血圧の予防
C： Counter maneuvers to raise orthostatic BP：脱水，食後，高温，
　 運動後の危険因子の除去
D： Drugs：ミドドリン，フルドロコルチゾン，ドロキシドパ，ピリドスチグ
　 ミンなど
E： Education：患者教育
F： Fluid and salt：水分，塩分摂取

・DLB の起立性低血圧では圧受容反射が障害されており，血圧を改善すること
　はできても，血圧反射を正常化することは困難である。
・結果として，起立性低血圧，臥位高血圧，血圧日内変動の消失が起こる。
・治療目標は極端な臥位高血圧を来すことなく，起立時血圧を改善し，症状を
　緩和することである。

（文献 6 より一部改変）

便秘（83%），低血圧（66%）を認め，28%で失神の既往がある
と報告されている。これら自律神経症状を対象としたRCTは存
在しないため，PDの自律神経障害に準じた治療を行う。

　起立性低血圧（OH）については食後低血圧の頻度も多く，高
齢者では脱水が誘因となりやすい。また前立性肥大症の治療薬
として用いられる αブロッカーによるものなど薬物によるOHも
除外する必要がある。OHの治療としては，非薬物療法としての
塩分摂取，弾性ストッキングの着用や，ドロキシドパ，ミドド
リン，フルドロコルチゾンなどの薬物療法が行われるが，常に
臥位高血圧に注意する（表1）。

　便秘に対しては十分な食物繊維と水分摂取を励行するとともに，
各種緩下剤の服用によるコントロールを目指すが，一般的に複
数の緩下剤や座薬，時に浣腸なども併用しながらの治療となる。

　排尿障害については，尿閉よりも頻尿に対して治療を希望さ
れる場合が多い印象がある。抗コリン薬は認知機能の悪化を招
きやすいために避けるべきである。ガイドラインにはまだ記載

7. レビー小体型認知症の治療

がないが，膀胱のβ_3アドレナリン受容体を刺激することで膀胱
弛緩作用を有するミラベグロンが中枢神経への作用が皆無であり，
DLB患者に対しても使いやすい薬物である。

5. CQ7-9：DLBのパーキンソニズムの治療はどのようなものか

『推奨：DLBにみられるパーキンソニズムに対してはレボドパ
が推奨されるが，精神症状の悪化や不随意運動（ジスキネジア
など）が出現しやくするなるため高用量投与は避ける。ドパミ
ンアゴニストの使用は精神症状の悪化をきたしやすいため，特
に注意を要する（推奨レベル2C）』[1]としている。

レボドパについては一般にPDに比べDLBではその反応性が
劣るとされ，過剰に投与し精神症状の増悪を招かないことは重
要である。また文中でも強調されている通り，トリヘキシフェ
ニジルなどの抗コリン薬は使用するべきではない。

ドパミンアゴニストについては，DLBでは幻覚や衝動制御障
害などの精神症状を誘発するため，その使用や使用量について
は慎重に検討，処方することを強調している。

なお，本ガイドラインにはわが国でPD治療薬として開発され
たゾニサミドのDLBを対象とした治験データに関する記載はな
いが，現在DLBのパーキンソニズムに対して保険適用となった
唯一の薬剤（レボドパに追加投与）であり，パーキンソニズム
の軽減が認知機能，BPSDいずれも悪化させることなく得られ，
承認されている。

6. CQ7-10：DLBの非薬物的介入にはどのようなものがあるか

このCQに対して，『回答：DLBにおいても非薬物的介入は重
要と考えられ，適切なケアや環境整備が推奨される（エビデンスレベ
ルD）』[1]としている。

これら非薬物介入に関するエビデンスは乏しいのが実際のと
ころだが，BPSDに対してパーソンセンタードケアを基本とし
たアプローチやケアの改善が行われるべきであるとの意見に反
対の意を唱えるものは少ないであろう。薬物療法の副作用を常

1) レビー小体型認知症の治療方針（認知症疾患診療ガイドライン2017より）

に考慮すべき疾患であり，それゆえ非薬物介入の可能性を常に追求することは，他疾患以上にDLBにおいては重要である。

　以上，認知症ガイドラインにおけるDLBの治療方針について関連するCQを6つ取り上げた。DLBに関連した項目は全体を通じて，治療を目的とした薬剤が，幻視の誘発やパーキンソニズムの悪化など副作用を起こす可能性が高く，常にその発生の有無に十分留意しながら慎重に薬剤を使用することを強調している点を，DLB診療において忘れてはならない。

　紙面の都合上，本項でそのすべてをカバーすることはできないので，ガイドラインの各項目をご一読されることをお勧めしたい。

（古和 久朋）

文献

1) 日本神経学会監・認知症疾患診療ガイドライン作成委員会編: 認知症疾患診療ガイドライン2017，東京，医学書院，2017，p249
2) Emre M et al: N Engl J Med 351: 2509, 2004
3) Tiraboschi P et al: Arch Gen Psychiatry 59: 946, 2002
4) Ikeda M et al: Alzheimers Res Ther 7: 4, 2015
5) Mori E et al: Ann Neurol 72: 41, 2012
6) Low PA, Tomalia VA: J Clin Neurol 11: 220, 2015

7. レビー小体型認知症の治療

2） レビー小体型認知症の薬物療法

■1. レビー小体型認知症に対する薬物治療の考え方

　DLBではパーキンソン病（PD）と同様に，脳・脊髄などの中枢神経系や末梢自律神経系の神経細胞やその突起にαシヌクレイン凝集物が沈着するが，これが病態機序に重要であると考えられている。しかし，現時点ではαシヌクレイン凝集物の沈着過程そのものに修飾を加える根本的治療法はなく，中核症状の認知機能障害，BPSD，パーキンソニズム，様々な自律神経症状などに対する対症治療が主体になる。DLBの臨床症状に応じた治療方針のアルゴリズム（p.66の図1）[1]に沿って治療を行う。

■2. レビー小体型認知症に対する薬物治療

1）認知機能障害

　原則としてコリンエステラーゼ阻害薬（ChEIs）を使用する（p.66の図1）[1]。DLBまたは認知症を伴うPD（PDD）に対するChEIsの有効性を検討したRCTはこれまでに11報（ドネペジル6報，リバスチグミン5報）あるが，メタ解析によると，ChEIsは認知機能（注意機能，実行機能，処理速度，記憶，言語），全般的印象度，行動症状を認容性よく改善した[2]。Moriらの報告[3]を受けて，2014年9月にドネペジル（アリセプト®）が世界で初めて，DLB患者への保険適用が認められた。ドネペジルは現在，DLBの治療目的においては通常1日1回3mgから開始し，1〜2週間後に5mgに増量，4週間以上経過後に10mgに増量，その後は適宜5mgまで減量できると添付文書に記載されている。メマンチンについてはDLB/PDDに対するRCTは4報あり，認知機能（注意機能，実行機能，処理速度）を認容性よく改善した[2]。

　DLBにおけるChEIsの有用性の根拠は，以下のように考えられている。DLBでは，アセチルコリンの起始核である前脳基底

部のマイネルト基底核や中隔核にレビー小体やレビー神経突起が出現し，神経細胞の変性・脱落がアルツハイマー型認知症（AD）より強いこと[4]，大脳皮質のアセチルコリン濃度もADよりも低いことが生化学的分析やPETを用いた研究により明らかにされていることより，アセチルコリン系の障害はADよりも強いと考えられているからである。

またDLBでは，脳実質内にADで認められるAβ蛋白も様々な程度に沈着している。剖検で確認された24例のDLB患者で，生前ChEIsの投与を受けた12例の投与群と12例の非投与群で大脳皮質のAβ蛋白の沈着の程度を比較したところ，Aβ蛋白は投与群で有意に減少していた[5]。

2) BPSD[6]

幻視，妄想，誤認などのBPSDが出現した時には，まず，BPSDを引き起こすあるいは悪化させる要因がないかどうかを確認することが重要である。DLBにおけるBPSD，特に幻視，妄想，アパシーなどの薬物治療には，ChEIsが第一選択薬である（p.66の**図1**）。ドネペジルやリバスチグミン（保険適用外）などのChEIsでは，DLB/PDD患者の精神症状，とりわけ幻視の改善に有効であることが認められている[2]。メマンチンについても，DLBのBPSDが改善したと報告されている。

BPSDに対する抗精神病薬の使用は適応外使用であり，患者のリスクベネフィットを考慮し，十分なインフォームドコンセントを行って使用する。DLB/PDD患者に対する抗精神病薬使用にはリスクがあり，薬剤に過敏に反応する重篤な"neuroleptic sensitivity reaction"が発現する可能性があるので注意を要する。ChEIsが使用できない場合や無効の場合，あるいは緊急にコントロールしなくてはならない行動症状などに対しては，非定型抗精神病薬を使用する。

クエチアピン，ペロスピロン，リスペリドンについては，2011年に厚生労働省から保険適用外使用を承認する旨の通達が出された。実際には，比較的副作用が少ない少量のクエチアピン（12.5mgあるいは25mgから開始し75mgくらいまで）が推奨

されている[7]。糖尿病がある場合にはリスペリドンを使用する。リスペリドンはパーキンソニズムを悪化させる可能性があるため,特に少量から慎重に投与する。3種類の内用液があり服用しやすいことから,緊急の場合に使用されることが多い。その他オランザピン,アリピプラゾールなども考慮する。

抑肝散は焦燥や興奮の生薬であるが,認知症患者のBPSDに有効であるとの報告がみられ,DLB患者のBPSDにも使用されることがある。漢方薬でみられることがある低カリウム血症以外に大きな副作用は少なく,非定型抗精神病薬より安全に使用できると思われる。

うつに対しては,SSRI(選択的セロトニン再取り込み阻害薬)やSNRI(セロトニン・ノルアドレナリン再取り込み阻害薬)の使用を考慮する(p.66の図1)。三環系抗うつ薬は,認知機能低下などの副作用があるため原則使用しない。

3) パーキンソニズム

PDを診断する際のパーキンソニズムには運動緩慢が必須であり,これに静止時振戦あるいは筋強剛のどちらか1つあるいは両者が必要であるが,DLBを診断する際のパーキンソニズムはこれら3つの症候のうち1つでよい[7]。

DLB患者におけるドパミン補充療法は,原則的にはL-ドパを使用する。精神症状の悪化が他の抗PD薬よりも少ないためである(p.66の図1)。効果はPDやPDDより劣るが,認容性は比較的良好である[8]。消化管運動障害などで吸収が悪くなることがあるので,その際はドンペリドンなどを併用する。また,幻覚がみられる時には,まずChEIsを使用しその後にL-ドパを投与すると幻視が悪化しにくい。使用の際にはL-ドパを少量(50mgくらい)から用い,効果と副作用を考慮しながら600mg(分3)くらいまでの増量を試みる。

ゾニサミドはL-ドパ投与時の追加投与で,認知機能や精神機能の悪化を起こすことなくパーキンソニズムを改善したことより,2018年世界で初めて保険適用が認められた[9]。

4) レム期睡眠行動異常症 (RBD)

　RBDについては，クロナゼパム 0.25〜1.5mg/日の眠前投与で有効性が示されているが，過鎮静や転倒などに注意する必要がある。クロナゼパムの投与が難しい場合には，抑肝散，ラメルテオン，ドネペジルが有効との記載があるが，DLBに対するエビデンスが十分ではなく，今後の報告が待たれる。

5) 自律神経症状[6]

血圧変動：

　血圧の変動には起立性低血圧 (OH)，食事（あるいは食後）性低血圧などがある。

　OHは起立時に血圧が低下することで，起立後3分以内に少なくとも収縮期20mmHg以上，または拡張期10mmHg以上の低下を示す場合と定義されている。症状は，めまい，立ちくらみ，頭重感で，程度が強くなると失神を起こすことがある。OHの薬物治療は，交感神経刺激薬としてのドロキシドパ，ミドドリン，アメジニウムを単剤あるいは併用することが多い。半減期はミドドリン1時間，ドロキシドパ1.9時間と短いが，アメジニウムは13.6時間と長い。血漿増量薬のフルドロコルチゾンを使用することもあるが，副作用として臥位高血圧，浮腫，低カリウム血症，心不全などがあり，特にDLBでは継続使用できる例が少ない（p.66の**図1**）。

　食事性低血圧[10]は食事中もしくは食後に血圧が低下することである。食後にボーッとして時に意識が低下する。また食事中にボーッとすると，誤嚥の危険性がある。薬物治療はOHの薬物治療を参照するが，食前に短時間作用型のミドドリン，ドロキシドパを使用することがある。

排尿障害：

　排尿障害には蓄尿障害（頻尿，尿意切迫），排出障害（排尿困難，残尿，尿閉）があるが，DLBでは主に蓄尿障害による症状が認められる。

　蓄尿障害の薬物治療には，過活動膀胱治療薬の抗コリン薬としてソリフェナシン，トルテロジン，イミダフェナシンを，α_1

7. レビー小体型認知症の治療

受容体遮断薬としてタムスロシンとナフトピジル，最近ではアドレナリンβ_3受容体刺激薬のミラベグロンを用いる。

ムスカリン受容体にはM1，M2，M3受容体があり，M1は中枢神経系に，M2は心臓に，M3は平滑筋に多く分布している。ソリフェナシン，トルテロジンはM3に特異性が高く，イミダフェナシンも比較的M3に特異性が高いため，中枢神経系の副作用が少ない。一方で，オキシブチニンはムスカリン受容体への選択性は高くないことや，血液脳関門を通過しやすいため認知機能障害などの副作用を引き起こすことがあるので，原則的には使用しない。

また，プロピベリンはパーキンソニズムを悪化させる可能性が報告されている。α_1受容体には，α_{1A}受容体（前立腺に多い），α_{1B}受容体（血管に多い），α_{1D}受容体（膀胱に多い）があるが，タムスロシンとナフトピジルはα_{1B}受容体作用が少なくOHの危険性が少ない。ウラピジルはα_{1B}受容体作用を有するため，DLBにはやや使用しにくい。

消化管運動障害：

消化管運動低下・亢進があるが，一般的には低下が多い。胃排出機能低下，便秘などが起こり，悪化すると麻痺性イレウスを起こすことがある。

消化管運動低下に対する薬物療法としては，酸化マグネシウム，ルビプロストン，ドンペリドン，モサプリド，大建中湯，センナ・センノシドなどを適宜併用する（p.66の**図1**）。

（織茂 智之）

文献

1) 日本精神神経学会監・認知症疾患診療ガイドライン作成委員会編: 認知症疾患診療ガイドライン2017, 東京, 医学書院, 2017, p249
2) Meng YH et al: Exp Ther Med 17: 1611, 2019
3) Mori E et al: Ann Neurol 72: 41, 2012
4) Tiraboschi P et al: Neurology 54: 407, 2000
5) Ballard CG et al: Neurology 68: 1726, 2007
6) 織茂智之: 老年精神医学雑誌28(増刊-1): 122, 2017
7) McKeith IG et al: Neurology 89: 88, 2017
8) Molloy S et al: J Neurol Neurosurg Psychiatry 76: 1200, 2005
9) Murata M et al: Neurology 90: e664, 2018
10) 高橋昭監・長谷川康博ほか編: 知っていますか？食事性低血圧, 東京, 南山堂, 2004

7. レビー小体型認知症の治療

3) レビー小体型認知症の
非薬物療法

1. DLBの治療アルゴリズム

DLBは，進行性の認知機能障害に加えて，幻覚や妄想などの行動・心理症状（BPSD），パーキンソニズム，自律神経障害などの多彩な臨床症状を呈する疾患であり，治療のターゲットとなる症状も多岐にわたる。

治療方針のアルゴリズム（p.66の図1）に示されるように，パーキンソニズムを除くすべての症状に対して，非薬物療法が薬物療法よりも優先される。認知症の治療において非薬物療法が薬物療法に優先されることは基本的な原則であるが，とりわけDLBでは，抗精神病薬を初めとして多くの薬剤に対する過敏性があり，安易な薬剤使用が重篤な副作用を引き起こし，かえって患者のQOLを下げてしまうため，他の認知症よりも非薬物療法が重要となる。しかしながらDLBの非薬物療法の有効性を示す研究報告はほとんどなく，確立された非薬物療法があるわけではない。

したがって本項で紹介する非薬物療法は，明確なエビデンスに基づくものではないことを予め断っておく。なお，認知症の非薬物療法は表1に示すように数多くあるが，本項では，薬物療法以外のあらゆる介入を非薬物療法に含めることとする。

2. 介護者教育

DLBは家族の介護負担感が高い認知症であり，複数の研究においてADよりも介護負担感が高いことが報告されている[2,3]。その原因として，幻覚や妄想，不安などのBPSDが激しいことや，日常生活活動能力（activities of daily livings: ADL）の障害が強いことなどが指摘されている。

介護者の負担感の増大は，介護者の抑うつの発症や患者への

3) レビー小体型認知症の非薬物療法

表1 認知症の非薬物療法

介入対象	介入方法
認知症者	認知機能訓練，認知刺激療法，経皮的電気刺激療法，運動療法，音楽療法，回想法，ADL訓練，マッサージ，レクリエーション療法，光療法，多感覚刺激療法，アロマテラピー，支持的精神療法，バリデーション療法，鍼治療，筋弛緩法 など
介護者	心理教育，スキル訓練，介護者サポート，ケースマネジメント，レスパイトケア，介護者のセルフケア，認知行動療法 など

(文献1より引用改変)

虐待，早期の入所や入院などの様々な負の転帰に結びつくため，臨床医は，DLBの病態や患者の対応方法等を正しく介護者に説明するとともに，家族の心情やストレスを理解し，介護負担を緩和するように介護保険サービスの導入を勧める。在宅介護サービスを最大限に利用しても，病状が介護力を上回ってしまい，家庭では安全が保てない状況がみられた際には，入所や入院を積極的に考慮するように伝えることも必要である。

3. 認知機能障害への対応

DLBでは，記憶障害に加えて，視空間認知障害，注意障害，遂行機能障害などの認知機能障害を認めることが知られている[4]。積極的なリハビリテーションがDLBの認知機能を改善したり維持したりするとのエビデンスは存在しないが，意欲・活動性の低下が生じやすいDLB患者では，デイケアやデイサービスへの通所により社会的交流や環境刺激を増やし，廃用性の機能低下を予防することは重要である。

DLBでは認知機能の変動が特徴的であり，健常者と変わらないほどしっかりしている時と，まるで別人のようにぼんやりとしていたり，あたかも患者だけが別世界にいるかのようにふるまったりすることがある。そのため，症状が変動することを予め念頭に置き，最も悪い状態を基準にして対応することが重要となる。また，症状悪化時に激しい被害妄想を呈して周囲に拒否的となり，

介護者が関わろうとすればするほどかえって妄想が顕著となり,興奮を助長してしまう場合がある。変動は悪い方向にも良い方向にも向かうこと,すなわち時間が経てば自然に症状が改善する場合もあることを理解し,混乱が激しくどうしても介入が難しい場合は一旦距離を置き,そっと見守るようにするのも一つの手立てである。

4. BPSD対応

図1はDLB患者とAD患者の精神症状をNeuropsychiatric Inventory (NPI) を用いて比較したグラフである[5]。DLBでは,幻覚,妄想,不安,睡眠障害の頻度がADよりも有意に高く,これらの症状の治療が臨床上重要となる。

1) 幻覚への対応

DLBでは患者本人が幻視であることを自覚しているケースが少なくない。そのような場合は,近づいてみて本当に実在する

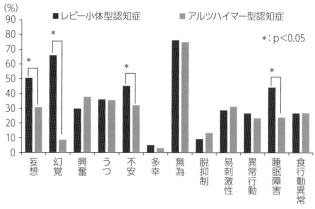

図1 レビー小体型認知症患者とアルツハイマー型認知症患者の精神症状の頻度の比較

レビー小体型認知症患者では,アルツハイマー型認知症患者よりも幻覚,妄想,不安,睡眠障害の頻度が高い。

(文献5より引用改変)

かどうかを確認するように伝えるとよい。幻視に近づいたり，触ろうとしたりすると大抵は消えてしまうので，「幻だった」と本人が理解し，安心感が得られることが多い。本人が怖がって近づけない場合は，家族が代わりに見に行ったり本人と一緒に近づいたりして，いないことを確認するようにする。

DLBでは幻視とともに錯視の頻度も少なくない。床に落ちている紐を蛇と間違えるような形が似通ったものに見間違えることが多く，ハンガーにかかっている服を見て「人がいる」と言ったり，壁に飾ってある写真に対して「自分を見ている人がいる」と訴えたりする。実在しない人や物が見える幻視よりも，むしろ錯視を訴えるケースの方が多いので，幻視の内容がいつも同じ場合は「何か見間違っている物があるのでは」と考え，錯視を誘発しそうな物を片付けてみる。そうすることで幻視が消失するケースは少なくない。また薄暗いところでは見間違いが増えるので，部屋の中を明るくしておくことも工夫の一つである。

最近，「DLB患者では不安によって錯視が増える」ことを実験的に実証した報告が本邦から発表された[6]。この研究では，DLB患者に対して「怪談と陰気な音楽を聞かせる」，「落語と陽気な音楽を聞かせる」，そして「何も介入しない」の3つの条件で，錯視の出現頻度を比較している。結果は，怪談と陰気な音楽を聞かせた後では，その他の条件と比較して錯視が増えていた。不安が幻覚を増やすことは経験的に知られていたが，この研究から，不安への対処がDLBの幻覚治療の鍵となり得ることが明らかになった。残念ながら落語と陽気な音楽を聞かせるだけでは幻視は減らないようであるが，少なくとも怖いテレビ番組を控えたり，患者が不安や恐怖を感じるような対応（むやみに叱ったりする）をしないように留意することは有用であろう。

2）妄想への対応

人物や場所などの同定を妄想的に誤る誤認妄想は，DLBに頻度の高い妄想である。特に夫や妻などの身近な人物を別人と思い込み，「あなたは誰ですか。私の夫によく似ているけれど。私の夫はどこに行ったのでしょう？」と目の前の夫を別人と思い

込み，夫を探し回ったりするような替え玉妄想を呈するDLB患者を臨床場面ではしばしば経験する。このような患者に，「私が本物の夫である」と説得しても効果は乏しく，むしろ本人の不安や興奮を助長することになりやすい。対応としては，本人がとらわれてしまっている思考を一旦リセットするような手続きが必要である。

　筆者が経験した女性DLB患者の場合，「夫が別人である」との訴えが始まると夫は一旦外出し，10分ほどしてから明るい声で「ただいま〜」と言いながら帰宅するようにした。すると患者は過去の記憶が蘇ったのか，帰ってきた人物は夫であると認識し，夫を探し回る行動が消失した。この例のように，DLBの誤認妄想は一過性であることが多く，一定の手続きを踏むことにより消失する場合もあるので，患者の行動をよく観察して対応方法を工夫するとよい。

　別の女性患者では，夫が調理をしているところを見ると「私の夫は料理なんかしない。あなたは誰なの？」と誤認妄想に発展した。このような妄想の背景には，「調理という自分がずっと担ってきた役割を夫に任せてしまうことを受け入れ切れず，調理している人物を他人と信じこむことで喪失感を埋め合わせようとしている」という心理的な機序が働いていることが考えられる。DLBに限らず認知症の妄想は，「本人の役割喪失によって生じた劣等感を妄想によって埋め合わせる」といった機序で発症していることが多いので，このようなケースでは，「夫が患者と一緒に料理をする」といった患者の喪失感をやわらげるようなアプローチが効果的であろう。

3）睡眠障害への対応

　DLBの睡眠障害は，夜間の不眠だけではなく，日中の過眠やレム期睡眠行動異常症（RBD）など様々な睡眠関連症状が知られている。不眠に対する安易な薬物治療は，ふらつきによる転倒やせん妄の誘発，睡眠薬の持ち越し効果による昼夜逆転などの悪影響を引き起こすので，睡眠障害への介入は，日中の活動を増やし「休息−活動リズムの安定性」を強化することが基本

となる。これはDLBだけではなく，すべての認知症に共通した対応である。

RBDを予防する効果的な非薬物介入方法は報告されていないが，RBDの最中に，患者や介護者が怪我をしないように配慮することは重要である。ベッド柵に足をぶつけたりタンスを殴ったりして患者が手足を骨折したり，夢を見てうなされている患者を起こそうとして介護者が殴られて怪我をすることは稀ではない。RBDを合併している患者では，「寝床の周りになるべく物を置かない」「患者の隣で寝ない」「RBDでうなされている最中に安易に患者を起こさない」などの点に留意する。

5. ADL障害への対応

DLBではADと比較して高率に転倒を引き起こすことが知られている[7]。DLBの転倒は，パーキンソニズムだけではなく，認知機能障害も強く影響している。とりわけ変動により注意力が低下しぼんやりしている時に転倒の危険性が高まる。また，視空間認知障害のため，床の色が変わっているとそこに段差があるものと勘違いし，段差をまたごうとしてバランスを崩すこともある。認知の悪化時には転倒しないように注意深く見守る，「つまずきやすい物を片づける」「床の色を統一する」といった環境調整，筋力を維持するためのリハビリテーション，などが重要となる。

DLB患者の食行動異常として，嚥下障害と食欲の低下が特徴的とされている[8]。誤嚥性肺炎の治療のため入院したものの，入院中に引き起こされた廃用症候群やせん妄により認知症が悪化したり，場合によっては生命予後にも関わったりするため，食材の工夫や口腔内の保清により誤嚥性肺炎を予防することが重要である。また食欲低下によって体力が低下し，その結果運動機能や認知機能が低下することも大きな問題である。

DLB患者の食欲の低下には，抑うつや幻視などの精神症状，味覚や嗅覚の低下，便秘などの身体症状など多彩な要因が関与しているため，どのような要因で食欲低下が引き起こされてい

るのかを詳細に評価分析し，原因に応じた対応を行う。DLB患者の中には食欲が変動し，明らかな誘因なく食欲が低下したり，時間が経てば自然に食欲が戻ったりすることがある。このようなケースでは，本人が好む食べ物を食べさせたり適宜輸液をするなどして，食欲が低下している間に体力が消耗しないように心がける。

6. 自律神経障害への対応

便秘や起立性低血圧などの自律神経症状に対するケアも重要である。

便秘がBPSDを誘発することも多く，排便コントロールはBPSD治療の観点からも重要となる。便秘に対しては，繊維質の食事を心がけ，水分摂取や運動量を増やすような生活指導を行う。

起立性低血圧による失神や転倒のリスクも高いので，起き上がる時にゆっくり立ち上がる，眼前暗黒感が出た時にはうずくまる等を指導するとともに，下肢の弾性ストッキングの着用も検討する。

7. 多職種連携の必要性

認知機能障害にはドネペジル，パーキンソニズムにはゾニサミドのように，薬物療法がある程度固定されているのとは対照的に，非薬物療法には，患者の症状や性格，生活環境など様々な要素を考慮しながら個別に対応することが求められる。また多彩な症状を呈するDLBでは，様々な非薬物療法を組み合わせて実施する必要がある。

そのため，DLBの治療には，医師だけではなく看護師や理学・作業療法士，介護職など，多職種が連携して治療にあたることが望まれる。

（橋本 衛）

文献

1) 日本神経学会監・認知症疾患診療ガイドライン作成委員会編：認知症疾患診療ガイドライン，東京，医学書院，2017
2) Ricci M et al: Arch Gerontol Geriatr 49: e101, 2009
3) Leggett AN et al: Gerontologist 51: 76, 2011
4) McKeith IG et al: Neurology 89: 88 2017
5) Hashimoto M et al: Dement Geriatr Cogn Dis Extra 5: 244, 2015
6) Watanabe H et al: PLoS One 13: e0197968, 2018
7) Imamura T et al: Eur J Neurol 7: 77, 2000
8) Shinagawa S et al: Int Psychogeriatr 21: 520, 2009

8. レビー小体型認知症に関わる 医療・介護制度

1. 介護保険制度

　レビー小体型認知症に限らないが，認知症と診断された方が利用する最も代表的な制度として介護保険制度が挙げられる。介護保険制度は，利用者が自らサービスの種類や事業者を選択し，介護サービスの利用計画（ケアプラン）を作り，医療・福祉サービスを総合的に利用するもので，民間企業，農協，生協，NPOなどの多様な事業者によるサービスを，所得に応じて1〜3割の利用者負担で利用できる制度である。

1) 利用できる方
第1号被保険者：65歳以上で，原因を問わず要支援・要介護状態となった方
第2号被保険者：40歳から64歳までの医療保険加入者で，特定の病気（特定疾病）が原因で要支援・要介護状態となった方。レビー小体型認知症は対象となる。

2) 主な介護保険サービスの内容
　介護保険サービスは，制度上，居宅サービス，施設サービス，地域密着型サービスに分類される（**表1**）。特定施設入居者生活介護は居宅介護に分類される。
※特定施設：介護保険の指定を受けた介護付き有料老人ホーム，養護老人ホーム，軽費老人ホーム，サービス付き高齢者住宅等
居宅サービス
　　　※自宅，軽費老人ホーム，有料老人ホーム等いわゆる介護保険サービスが外付けの高齢者施設を含む。
　　　※対象は利用者本人に限られ，本人以外の家族は対象外。
　　　※娯楽のための外出援助や，使っていない部屋の掃除など，日常生活に支障がない行為は含まれない。

表1　介護保険サービスの分類

居宅サービス	施設サービス	地域密着型サービス
自宅，軽費老人ホーム，有料老人ホーム等で暮らす人が利用するサービス	施設で暮らす人が利用するサービス	自宅，グループホーム等で暮らしながら利用するサービス。原則として，サービス事業者と同一の市町村に住民票がある人が対象
[訪問サービス] 訪問介護(ホームヘルプサービス) 訪問入浴介護 訪問看護 訪問リハビリテーション [通所サービス] 通所介護サービス(デイサービス) 通所リハビリテーション(デイケア) 短期入所(ショートステイ) [福祉用具，住宅改修]	介護老人福祉施設(特別養護老人ホーム，特養) 介護老人保健施設(老健) 介護療養型医療施設・介護医療院	認知症対応型通所介護(認知症デイサービス) 地域密着型通所介護(小規模デイサービス) 認知症対応型共同生活介護(グループホーム) 小規模多機能型居宅介護 看護小規模多機能型居宅介護 定期巡回・随時対応型訪問介護看護

a. 訪問サービス

　　・訪問介護（ホームヘルプサービス）：身体介護と生活支援
　　　　が含まれる。

　　　　・身体介護：ヘルパーが直接利用者の身体に触れて行
　　　　　　　　　　う介護。食事介助，着替えや入浴の介助，
　　　　　　　　　　清拭，体位交換，トイレ誘導やおむつ交換
　　　　　　　　　　などの排泄介助等

　　　　・生活支援：洗濯，掃除，調理，生活必需品の買い物
　　　　　　　　　　等の家事支援

　　・訪問入浴介護：自宅の浴槽で入浴することが困難だったり，
　　　　　　　　　　家族介護者の介助では入浴が困難な場合等に，浴槽
　　　　　　　　　　を自宅に持ち込み入浴介助を行う。介護職員2人と看
　　　　　　　　　　護師1人で行うことが一般的。

8. レビー小体型認知症に関わる医療・介護制度

・訪問看護：主治医の指示に基づき，看護師，理学療法士等が自宅を訪問し看護的介入を行う。理学療法士・作業療法士・言語聴覚士によるリハビリテーションを行う体制の事業所もある。介護保険で利用する場合と医療保険で利用する場合があり，主治医，ケアマネジャーと相談するのがよい。

・訪問リハビリテーション：主治医の指示に基づき，理学療法士，作業療法士等が自宅を訪問し，寝返りなどの体位交換，起き上がりや座る訓練，立ち上がり訓練，歩行訓練，嚥下訓練，関節の変形拘縮の改善，排泄動作訓練等のリハビリテーションを行う。

・居宅療養管理指導：利用者の自宅に医師や看護師，薬剤師，歯科衛生士，管理栄養士などの専門職が訪問し，療養上の指導や健康管理，アドバイス等を行う。

b. 通所サービス

・通所介護（デイサービス）

基本的には自宅から施設までの送迎がある。デイサービスセンターに通所し，食事，排泄，入浴，機能訓練を行う。レクリエーションプログラムやイベントが用意されている。

・通所リハビリテーション（デイケア）：主治医の指示により，介護老人保健施設，病院，診療所等に併設された施設，介護医療院に通所し，リハビリテーションを行う。

・短期入所（ショートステイ）：老人短期入所施設，特別養護老人ホーム等に短期入所し，食事，排泄，入浴等の介護や，機能訓練を行う。連続利用日数の上限は30日。

・短期入所療養介護（ショートステイ）：老健，療養型病院，介護医療院等の医療施設に短期入所し，介護や機能訓練，医療的なケアを受ける。

c. 福祉用具

・福祉用具貸与：以下の13品目が含まれ，要介護度に応じ

て利用できる。標準価格は設定されておらず，事業者によって価格が異なる。

対象：車いす，車いす附属品，介護用ベッド，介護用ベッドの付属品，床ずれ防止用具，体位変換器，移動用リフト（つり具部分を除く），認知症老人徘徊感知機器，手すり，スロープ，歩行器，歩行補助杖，自動排泄処理装置

・福祉用具販売：入浴や排泄に用いる以下の福祉用具は，介護保険を利用して購入することができる。

対象：ポータブルトイレ，自動排泄処理装置の交換可能部分，入浴補助用具，簡易浴槽，移動用リフトのつり具部分

ケアマネジャーが作成した福祉用具サービス計画書をもとに，指定を受けた福祉用具事業者から，年間10万円を限度に購入することが可能。

支払い方法は，全額自己負担で支払った後，市区町村の窓口に福祉用具購入費支給申請書を提出し，介護保険分の還付を受けることができる。

d. 住宅改修

・居宅介護住宅改修費（介護予防住宅改修費）：住宅の玄関，廊下，浴室，トイレなどを，介護に適した状態にするために改修するための費用の給付。在宅サービスの支給限度額とは別枠で，20万円を上限として給付される。

手すりの設置，段差の解消，滑り防止や円滑な移動のための床材の変更，扉の取り換え，洋式便座等への便器の取り換え，およびそれらに付帯して必要になる下地補強，給排水設備工事，壁・柱・床材の変更等の改修などが含まれる。

ケアマネジャー等*が作成した住宅改修理由書を添えて工事の前に市区町村の窓口に申請し，市区町村から保険給付の許可が下りてから工事が開始される。

8. レビー小体型認知症に関わる医療・介護制度

※住宅改修理由書を作成できる者：ケアマネジャー，地域包括支援センター担当職員，作業療法士，福祉住環境コーディネーター検定試験2級以上およびこれに準ずる資格等を持つ者

支払い方法は自治体によって異なり，利用者が全額を支払い，後から自治体から償還を受ける方式と，初めから自己負担分を支払う方式がある。

賃貸住宅の場合でも家主の承諾が得られれば改修が可能であるが，退去時の現状復帰にかかる費用は全額自己負担になる。

施設サービス

・介護老人福祉施設（特別養護老人ホーム，特養）：常時介護を必要とし，在宅での生活が困難な高齢者を対象とした入所施設。原則要介護3以上の方が対象。

・介護老人保健施設（老健）：入院など何らかの理由によってADLが低下するなどがあり，すぐに自宅に退院することは困難だが，在宅復帰を目指している方を対象としてリハビリテーションを行う入所施設。在宅復帰を目指す中間施設であるため，一定期間（3カ月，施設によっては6カ月）で退去することが前提となっている。要介護1以上の方が対象。

医師が常駐し，看護師が24時間体制で管理するため，医療需要が多い方の入所も可能だが，医療費が施設負担になるため，処方薬が多かったり，高い医療処置材料を使用している場合は入所が難しいことが多い。申し込みは施設に直接行う。

・介護療養型医療施設・介護医療院

2017年度末で介護療養型医療施設は廃止となり，6年の経過措置期間を経て新たな施設の運営に移行する。

2018年4月の第7期介護保険事業計画に基づき，新たに法定化された介護医療院は，長期的な医療と介護の両方を必要とする高齢者を対象に，看取りを含め

た医療機能と生活施設としての機能を持つ。

地域密着型サービス
- 認知症対応型通所介護（認知症デイサービス）：利用定員12人以下の少人数制で，認知症を抱える人が対象。
- 地域密着型通所介護（小規模デイサービス）：利用定員18人以下の小規模なデイサービス
- 認知症対応型共同生活介護（グループホーム）：認知症を抱える人向けの小規模のケア付き住宅。要支援2以上の認定を受け，事業者と同じ市区町村に住んでいる方が対象。
- 小規模多機能型居宅介護，看護小規模多機能型居宅介護：デイサービスと，随時の訪問介護，ショートステイを同じ事業所・施設で組み合わせて利用できる。看護小規模多機能型居宅介護では訪問看護も提供する。要介護1以上の認定を受け，事業者と同じ市区町村に住んでいる方が対象で，利用料は介護度に応じた定額料金になっている。
- 定期巡回・随時対応型訪問介護看護：定期巡回と随時通報に対応し，24時間365日，訪問介護と訪問看護を必要なタイミングで提供する。訪問介護，訪問看護，夜間対応訪問介護との併用はできない。1つの事業所で訪問介護と訪問看護を提供する一体型事業所と，訪問介護事業所が訪問看護事業所と連携してサービスを提供する連携型事業所がある。要介護1以上の方が対象。
- 夜間対応型訪問介護：18時から翌朝8時の夜間帯に定期的にホームヘルパー等が自宅を訪問する定期巡回と，随時通報に対応する随時対応を組み合わせたサービス。要介護1以上の方が対象。

3）介護保険サービスの利用手続き
- 申請できる方：本人またはその家族，法定後見人・代理人
- 申請窓口：本人の住民登録がある市区町村の介護保険を管

8. レビー小体型認知症に関わる医療・介護制度

轄する部署，地域包括支援センター
・申請時に必要な事項：本人および申請者の住所，氏名，生年月日，本人の主治医名と主治医が所属する医療機関名
・認定手続きにかかる期間：初回申請では1〜2カ月の自治体が多い。
・ケアプランの作成：介護保険被保険者証が発行されたら，ケアマネジャーを決める。
地域包括支援センターや市区町村がケアプラン作成を行っている事業所のリストを持っているので，リストから事業所を選び，事業所に連絡をしてケアマネジャーと面接を行うことが多い。ケアプランを作成し，被保険者がケアプランに同意すれば，ケアプランに沿った介護保険サービスの利用が可能になる。
・更新：初回認定・区分変更後の有効期間は原則6カ月（審査会の意見により3〜36カ月）
・介護区分変更の申請：認定期間中に要介護度が変わった場合には臨時の認定更新が可能

4) 介護認定の仕組み

要介護要支援認定は，全国一律の基準に基づき，市区町村が介護の必要量を客観的に判定する仕組みである。本人の要介護認定申請に基づき，市区町村の認定調査員による認定調査と医師の意見書（主治医意見書）による一次判定，保健・医療・福祉の学識経験者によって構成される介護認定審査会にて一次判定結果，主治医意見書等に基づき審査判定を行う。

介護保険の申請には主治医意見書が必要なため，かかりつけ医がいない場合は認知症の診断ができる医療機関を受診する必要がある。

認定調査は，認定調査員が本人と面談をする形で行われる。介護認定は認知症の重症度ではなく，介護にかかる時間（介護量）を判定基準にしている。特にレビー小体型認知症では

症状の日内変動が大きく，認定調査時の本人の状態のみから日常生活に必要な介護量を把握することが難しい場合が多いため，認定調査の際には，本人の生活の状況をよく知る者が立ち会うことが望ましい。

要介護認定の結果，要介護1から5の認定の場合は介護給付の対象となる。要支援1から2の認定の場合は予防給付の対象となり，介護予防サービスを受けることができる。

2. 自立支援医療

レビー小体型認知症を含む認知症疾患は自立支援医療の対象となる。自立支援医療は，通院医療費の助成制度で，対象となる精神障害に起因する病態に対して公的医療保険によって，都道府県または指定都市が指定した指定自立支援医療機関（病院，診療所，薬局，訪問看護ステーション）で行われる精神通院医療（外来，外来での投薬，デイケア，訪問看護等）が対象となる。

本制度の利用により，精神通院医療費の自己負担は1割となり，また，世帯の所得に応じて月額負担の上限（負担上限月額）が設けられている。

・申請できる人：本人またはその家族，法定後見人・代理人
・申請窓口：本人の住民登録がある市区町村の，保健所，保健センター，障害福祉課のいずれか（自治体によって異なる）。
・申請時に必要な事項：申請書，医師の診断書，世帯所得が確認できる書類（課税証明書，非課税証明書，生活保護受給証明書など），健康保険証，本人確認書類（マイナンバーカードなど）等。自治体によって異なるため担当窓口に問い合わせるとよい。
・更新：受給者証の有効期間は1年以内。有効期間終了のおおむね3カ月前から更新受付が開始される。

8. レビー小体型認知症に関わる医療・介護制度

3. 訪問診療

　レビー小体型認知症の大きな特徴としてパーキンソン症状の存在が挙げられる。身体の動きがゆっくりになる（動作緩慢），じっとしている時に手や足がふるえる（安静時振戦），筋肉が緊張してうまく力が抜けない（筋強剛）などが挙げられる。生活のなかで比較的病初期から課題になるのは歩行障害で，歩行が前かがみになり（前傾姿勢）歩幅が狭くなったり（小刻み歩行），一歩目が出にくく（すくみ足），歩くうちに早足になる（突進歩行），バランスを崩した時にそれを立て直す反射が障害されて（姿勢反射障害）転びやすくなる（易転倒性）等が認められる。

　そのため，住居の構造，通院先までのアクセス，医療機関の建物の構造にもよるが，同行者がいても通院が非常に困難になることがある。リハビリテーションの意義を否定するものではないが，認知症高齢者のADL（activity of daily living）は長期的な視野に立てば下がっていくものであり，通院が難しくなってきた時点では訪問診療の導入を検討することも選択肢である。

　訪問診療を導入するにあたり，今後どのような医療を望むのか，本人と話し合うことが望ましい。特に終末期まで在宅療養を望む場合には，訪問診療と訪問看護が医療方針を共有し連携することが不可欠である。本人と，家族がいるのであれば家族，訪問診療，訪問看護，訪問介護に関わる者が，本人が望む療養の場で，本人が望む医療を受けることをどのように実現できるのか，医療を含めた療養の大方針を共有するために適時の関係者会議を開催することも必要であろう。

（井藤 佳恵，木村 亜希子）

文献

1) 厚生労働省: 介護保険制度の概要 (https://www.mhlw.go.jp/stf/seisakunitsuite/bunya/hukushi_kaigo/kaigo_koureisha/gaiyo/index.html)
2) 健康長寿ネット (https://www.tyojyu.or.jp/net/kaigo-seido/index.html)
3) NPO法人Dカフェnet: 認知症の人と家族のための「地元で暮らす」ガイドブックQ&A, 新里和弘監修, 大阪, メディカ出版, 2018
4) 厚生労働省: 自立支援医療(https://www.mhlw.go.jp/stf/seisakunitsuite/bunya/hukushi_kaigo/shougaishahukushi/jiritsu/index.html)

索引

欧文

αシヌクレイン ························ 34, 39

AD ································10, 39

　──との臨床像の違い ········39

ADL障害への対応 ··················83

Alzheimer's disease ···········10

BPSD ····················35, 67, 73

　──への対応 ·······················80

CIS ···································34

Common form ·······················39

DAT ····························21, 31

DaTView ····························32

Dementia with Lewy bodies ·····10

DIAMOND-Lewy Study (DLS)

　·····································22

DLB ································10

DLB-delirium onset ···········11, 29

DLB-MCI onset ···············11, 29

DLB-psychiatric onset ······11, 29

eZIS ·································33

L-ドパ ·································74

MCI ····························10, 28

MDS (International Parkinson and
　Movement Disorder Society)

　·····································23

MIBG心筋シンチグラフィ

　·························· 17, 21, 30, 44

neuroleptic sensitivity reaction

　·····································73

OSIT-J ·································61

PDD ···························23, 72

PDD診断基準レベルⅠ検査 ········25

　──の有効性 ·······················27

PDD診断基準レベルⅡ検査 ········25

possible DLB ·····················16, 18

probable DLB ·····················16, 18

prodromal DLB ·············11, 21, 29

PSG ·························17, 21, 33

RBD ············ 10, 17, 58, 67, 75

　──への対応 ·······················82

RWA ····························17, 21

smartMIBG ·························30

SNRI ····························45, 74

SSRI ····························45, 74

SWEDO ·································32

T&Tオルファクトメーター ·········61

和文

【あ】

悪性症候群 ·························62

アパシー ·······························54

アメジニウム ····················46. 75

アリナミンテスト ·····················61

アリピプラゾール ········· 55, 68, 74

アルツハイマー型認知症 ········39

アルツハイマー病 ·····················10

イオフルパンSPECT ··············31

イミダフェナシン ··················46, 75

医療・介護制度 ……………………86
うつ症状 ……………………………54
うつ状態 ……………………………37
うつ病 ………………………………36
ウラピジル …………………………76
嚥下障害 ……………………………83
オキシブチニン ……………………76
オピオイド …………………………45
オランザピン …… 49, 55, 63, 68, 74

【か】
介護者教育 …………………………78
介護認定の仕組み …………………92
介護負担感 …………………………78
介護保険 ……………………………86
　　——サービスの内容 …………86
　　——サービスの利用手続き …91
過活動性膀胱 ………………………46
過敏性 ………………………………62
仮面様顔貌 …………………………56
ガランタミン ………………………66
環境整備 ……………………………70
鑑別診断 ………………………35, 40
感冒薬 ………………………………51
記憶障害 ……………………………39
嗅覚障害 ……………………………60
居宅サービス ………………………86
起立性低血圧 ………… 46, 69, 75
　　——の予防・治療 ……………69
　　——への対応 …………………84

筋緊張の消失を伴わないレム睡眠
　……………………………… 17, 21
クエチアピン
　……………… 49, 51, 55, 63, 68, 73
クロザピン …………………… 51, 63
クロナゼパム ………… 59, 68, 75
軽度認知障害 (MCI) 発症型 ……29
血圧調節障害 ………………………44
血圧変動 ……………………………75
幻覚 …………………………………52
　　——への対応 …………………80
幻嗅 …………………………………52
検査 (法) ………………… 29, 41
幻視 …………………………… 10, 50
　　——への対応 …………………80
幻視以外の幻覚 ……………… 11, 52
幻触 …………………………………52
幻聴 …………………………………52
降圧薬 ………………………………45
抗コリン薬 …………………………51
抗精神病薬 ………………… 38, 48, 62
　　——過敏性 ……………………62
行動・心理症状 ……………………35
抗パーキンソン病薬 ………………45
抗ヒスタミン薬 ……………………51
誤認 …………………………… 47, 49
　　——妄想への対応 ……………81
コリンエステラーゼ阻害薬
　……………… 13, 51, 53, 55, 66, 72

索 引

【さ】

錯視…………………………………50

　　——への対応……………81

左右差…………………………56

酸化マグネシウム…………46, 76

視覚性誤認…………………50

視覚認知障害…………………41

事故の予防…………………14

支持的特徴………………17, 18

支持的バイオマーカー……17, 18, 33

施設サービス…………………90

実態意識性…………………52

指標的バイオマーカー

　　…………………17, 18, 20, 30

社会資源…………………14

住宅改修…………………89

消化管運動障害…………44, 76

症状の出現時期と頻度………42

症状の変動…………………79

初期診断…………………35

食事性低血圧…………………75

食欲低下…………………83

自立支援医療…………………93

自律神経障害への対応………84

自律神経症状………38, 44, 68, 75

診断基準 (2017)…………16

睡眠呼吸障害…………………59

睡眠障害…………………58

　　——への対応……………82

睡眠ポリグラフ検査………17

すり足歩行…………………56

精神疾患…………………11, 36

精神症状…………………47, 80

　　——の違い……………37

　　——の種類・頻度………48

精神症状発症型…………………29

前駆期DLB…………………29

前駆状態…………………11, 21, 37

線条体ドパミントランスポーター

　　イメージング……………31

センナ…………………46, 76

センノシド…………………46, 76

せん妄…………………42

　　——発症型…………………29

早期診断…………………10, 29

搔痒薬…………………51

ゾニサミド…………………70, 74

ソリフェナシン…………46, 75

【た】

大うつ病…………………11

体感幻覚…………………52

大建中湯…………………46, 76

帯状回島徴候 (CIS)………17, 34

大脳基底核ドパミントランスポーター

　　…………………17, 20

多職種連携…………………14, 84

タムスロシン…………………76

多様性…………………10

弾性ストッキング……………69

地域密着サービス ················ 91
遅発性統合失調症 ················ 38
注意・遂行機能障害 ············· 41
中核的特徴 ············· 10, 17, 18
中心的特徴 ·························· 18
治療方針のアルゴリズム
···················· 65, 72, 78
通所サービス ······················ 88
デュロキセチン ··················· 46
特発性RBD ························ 33
特発性パーキンソニズム ········· 10
ドネペジル ······· 13, 43, 49, 51, 55,
59, 66, 68, 72, 73
トルテロジン ················· 46, 75
ドロキシドパ ············ 46, 69, 75
ドンペリドン ················· 74, 76

【な】
ナフトピジル ······················ 76
ニオイ検知閾値上昇 ·············· 60
ニオイ識別覚障害 ················· 60
日中の過度の眠気 ················· 59
認知機能障害 ················· 41, 72
　　　 ──への対応 ············· 79
認知機能の変動 ········· 10, 30, 79
認知症疾患診療ガイドライン2017
······························ 65
認知症の行動・心理症状 ········· 35
認知症を伴うパーキンソン病
······················ 12, 23, 72

──の診断基準 ················ 23

【は】
バイオマーカー ··················· 17
排尿障害 ··················· 44, 69, 75
パーキンソニズム ······ 56, 70, 74
発汗過多 ···························· 46
発汗障害 ···························· 44
パロキセチン ······················ 46
ピコスルファートナトリウム ··· 46
びまん性レビー小体病 ··········· 12
非薬物療法（介入）··········· 14, 70
不安 ································· 54
フェソテロジン ··················· 46
複雑性幻視 ························· 50
福祉用具 ···························· 88
不眠 ································· 59
フルドロコルチゾン ······ 46, 69, 75
ペロスピロン ······················ 73
便秘 ······················· 46, 69
　　　 ──への対応 ············· 84
訪問サービス ······················ 87
訪問診療 ···························· 94
ボツリヌス毒素 ··················· 46
ポリソムノグラフィ ·············· 33

【ま】
ミオクローヌス ··················· 56
ミドドリン ················ 46, 69, 75
ミラベグロン ············ 46, 69, 76

索引

ミルナシプラン ……………………46
メマンチン ……………53, 66, 72, 73
メランコリー症状 ………………37
妄想 …………………………47, 49
　　──への対応 …………………81
妄想性障害 ………………11, 38
モサプリド …………………46, 76
物盗られ妄想 …………………47

【や】
薬剤過敏性 ………………………37
薬剤性パーキンソニズム …………57
薬物治療 …………………13, 72
薬物療法アルゴリズム ……………67
抑肝散 ………48, 53, 55, 59, 68, 74

【ら】
ラメルテオン …………………59, 68
リスペリドン ……………63, 68, 73
リバスチグミン … 49, 55, 66, 72, 73
臨床像の違い …………………39

臨床的特徴 ………………………17
ルビプロストン …………………46, 76
レビー小体型認知症 ………………10
　　──診療における注意点 …… 13
　　──の鑑別診断 …………………35
　　──の多様性 …………………10
　　──の治療方針 ………………65
　　──の非薬物療法 ………………78
　　──の薬物療法 ………………72
レビー小体型認知症の診断基準
（2017）………………16, 18, 19
　　──における注意点 …………20
レビー小体病 …………………11
レベルI検査 …………………25
レベルII検査 …………………25
レボドパ ……………………70
レム期睡眠行動異常症
　　………………10, 16, 58, 67, 75
　　──への対応 ………………82
老年期うつ病 ……………………36